NEUES CORONAVIRUS

HANDBUCH

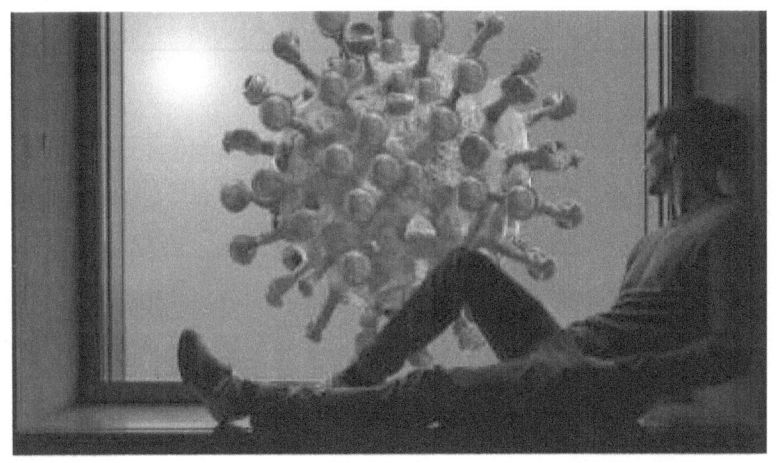

Dr. Mario Vega Carbó

Endokrinologe

Ausgabe 2021

-Volumen Nr. 1-

Über den Autor

Mario Vega Carbó ist ein kubanischer Arzt, der sich auf Endokrinologie, Ernährung und Familienmedizin spezialisiert hat und über mehr als 20 Jahre Erfahrung verfügt.

Er wurde 1994 am Institut für medizinische Wissenschaften von Havanna (ISCMH) aufgenommen und setzte seine Ausbildung fort, indem er einen Master in zufriedenstellender Langlebigkeit, ein Diplom in diagnostischem Ultraschall und verschiedene Spezialisierungen in höherer medizinischer Ausbildung und Endokrinologie abschloss.

Seine Karriere begann bei der städtischen Gesundheitsdirektion von La Lisa und wurde am 26. Juli am Nationalen Institut für Endokrinologie und der Poliklinik in Kuba fortgesetzt. Seit 2014 arbeitet er als Endokrinologe an der Vega & Vado Klinik in Managua, Nicaragua.

Mario ist auch Professor für Medizinische Pathophysiologie und ein Liebhaber von Gutes, Familie und Natur.

Zuvor veröffentlichte er *"Ich beantworte 1.500 Fragen zu Hormonen, Stoffwechsel und Ernährung"*, in denen er die Ursachen der wichtigsten endokrinen Erkrankungen, ihre häufigsten Symptome, ihre Risiken und die beste Behandlungsmethode erläutert.

Auch *Enthüllung von Mythen: Stoffwechsel, Endokrinologie und Fortpflanzung,* die die Wahrheit über populäre Überzeugungen in Bezug auf Ernährung, Fettleibigkeit, Diabetes, Cholesterin, Bluthochdruck, Haarausfall, Pubertät, Unfruchtbarkeit, Sexualität und Verhütungsmittel sagt *Neues Coronavirus Handbuch.*

Band 1 ist ein weiterer Text zum Verständnis der Öffentlichkeit.

Online-Präsenz:

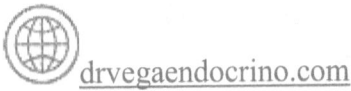 drvegaendocrino.com

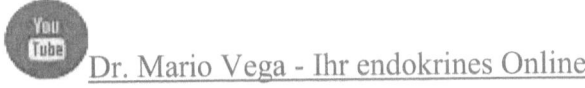 Dr. Mario Vega - Ihr endokrines Online

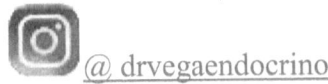 @ drvegaendocrino

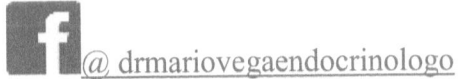 @ drmariovegaendocrinologo

Für den Planeten Erde der einzige, der von dieser Pandemie bevorzugt wird.
Die Herrlichkeit des Herrn für jeden Verstorbenen und mein Beileid an seine Familie und Freunde.
Ein Appell an den gesunden Menschenverstand der gesamten Menschheit.
Meine unendliche Liebe zu meiner Familie und meinen Freunden.
Mein höchster Respekt gegenüber meinen Kollegen und allen Gesundheitspersonal.

Band 1

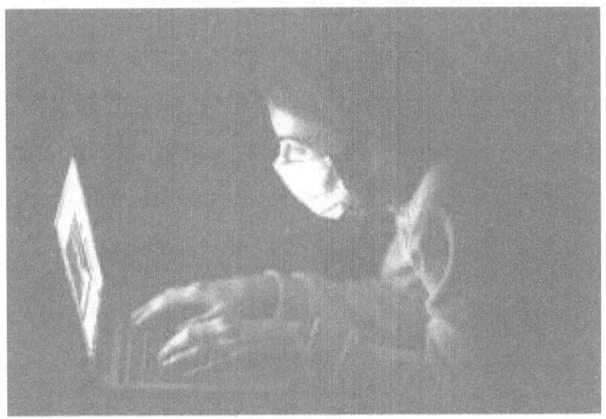

Zielgruppe ist die breite Öffentlichkeit, damit Sie das neu entdeckte neue Coronavirus und die von ihm verursachte Krankheit besser verstehen können.

Einführung in Band 1

Coronavirus und Pandemien im Zeitalter der Globalisierung

Wir leben in einer Zeit, die in der Geschichte geprägt sein wird. Bis vor einigen Monaten hatte kaum jemand von dem Coronavirus und den von ihm verursachten Krankheiten gehört. Allerdings, heute ist diese Krankheit auf jeder, s Lippen und ihre Auswirkungen Sumi Eron auf der Welt in einer globalen Krise und soziale beispiellos.

Zusätzlich zu dem besorgniserregenden Gesundheitsproblem wirkt sich eine erzwungene Lähmung der Aktivitäten ernsthaft auf die Volkswirtschaften der meisten Länder aus und führt zu Rezession, Isolation und Unsicherheit.

Aber *wie ist es möglich, dass ein in China aufgetretenes Virus die Gesundheit und die produktive Entwicklung der Menschheit gefährdet?*

Die Globalisierung und die ständige Bewegung von Menschen und Gütern machen uns alle der latenten Bedrohung durch eine Pandemie ausgesetzt.

Seit dem Beginn des XXI Jahrhunderts, andere Viruserkrankungen ansteckend, wie die Vogelgrippe, respiratorisches Syndrom Naher Osten (MERS), SARS und das Virus des É Balls im Voraus angekündigten die Möglichkeit, dass eine Krise würde eine solche.

In kurzer Zeit verbreitete sich das neue Coronavirus auf der ganzen Welt, und die Schwere der Situation zwingt dazu, extreme Maßnahmen zu ergreifen, um die Ausbreitung zu verhindern.

Ebenso wie die schwarze Pest oder Pocken in seiner Zeit, diese Krankheit stellt eine Herausforderung für neue Herausforderungen und erfordert keine Lösungen vedosas für vencerl zu.

Er kam nicht weit Beton aushärtet hat, ist der beste Weg, um enfrentarl zu ist durch Wissen, Forschung und d APERS Techniken erwiesen zu controlarl zu und prevenirl zu.

In diesem Zusammenhang Dr. Mario Vega Carbo präsentiert ein neues Buch auf dem COVID -19, mit dem Ziel der Bereitstellung von Informationen an die allgemeine Bevölkerung und Gesundheitspersonal im Besonderen.

Mit der einfachen Sprache, auf die wir verwendet, der Spezialist vertieft sich in der Welt von Viruserkrankungen, setzen die Reichweite aller eine manuelle SIRV und Anleitung zu verstehen, besser auf die neue corona, seine Wirkungen und seine Folgen.

Darin analysiert es seine Geschichte und Eigenschaften, die Art der Übertragung, die häufigsten Symptome und die Komplikationen, die es im menschlichen Körper verursacht.

Außerdem werden die am stärksten gefährdeten Gruppen sowie die Präventions- und Schutzmaßnahmen untersucht, die auf persönlicher, lokaler, nationaler und internationaler Ebene ergriffen werden müssen, um ihre Ausbreitung zu verhindern.

Außerdem werden die verfügbaren Behandlungsarten und die Art und Weise bewertet, in der von der Krankheit betroffene Patienten betreut und behandelt werden müssen.

Als Einführung beantwortet Dr. Mario die grundlegenden Fragen zu diesem Virus:

- Doktor, q Hut ist speziell die neue corona?

Ist der Erreger einer neuen Krankheit, von nominad auf die offiziell als COVID -19 von der Weltgesundheitsorganisation (WHO), eine Erkrankung der Atemwege ähnlich wie die Grippe, aber hoch ansteckend.

Sein Erreger gehört zur Familie der Coronaviren, bei denen es sich um eine Reihe von Viren handelt, die alles von einer Erkältung bis hin zu schwerwiegenderen Erkrankungen wie dem Atmungssyndrom im Nahen Osten (MERS-CoV) und dem schweren akuten respiratorischen Syndrom (SARS-) verursachen (CoV).

- *Was sind Ihre häufigsten Symptome?*

Die häufigsten Anzeichen sind Husten, Halsschmerzen und Kopfschmerzen, laufende Nase, Atemnot, Müdigkeit und Fieber.

Die meisten Menschen nehmen zwischen 2 und 14 Tagen zeigen Symptome nach infiziert und in der Regel werden diese Signale dauert n 1 Woche und nach denen in der Regel keine Verbesserung.

Aber bei Menschen mit einem schwachen Immunsystem oder verschiedenen Grunderkrankungen, wie zum Beispiel im Fall der älteren Menschen kann der Zustand schwerer sein und verursacht Lungenentzündung, eine Bronchitis, Nierenversagen, Herzschäden und i ven die Tod, so ist es wichtig, auf alle Arten von kümmern s.

- *Wie verbreitet sich diese Krankheit?*

Die COVID- 19- Krankheit wird durch direkten Kontakt oder mit Sekreten infizierter Personen übertragen, z. B. Speicheltropfen, die durch Husten oder Niesen ausgestoßen werden.

T auch OCAR ein Objekt oder eine Oberfläche, die das Virus hat und verbringt dann das s Hand s von Mund, Augen oder Nase vor dem Waschen der richtig.

- *Wie wird diese Krankheit diagnostiziert?*

S um diese Krankheit zu bestätigen und benötigen spezielle Laboranalyse von Proben der Atemwege oder des Blutes.

Sie untersuchen die genetischen Marker des Virus, um es zu identifizieren und andere Krankheiten auszuschließen.

- Wie ist die COVID -19?

Im Moment gibt es keine spezifische Behandlung für diese Krankheit, aber Ärzte können Medikamente gegen Schmerzen oder Fieber verschreiben.

In den meisten Fällen erholen sich die Menschen, indem sie sich ausruhen und viel Flüssigkeit trinken, und die Symptome verschwinden innerhalb weniger Tage von selbst.

Wenn der Patient hat Schwierigkeiten beim Atmen, können Sie keine Flüssigkeiten behalten, oder andere Bedingungen bereits existierende haben, es ist wichtig, dass Sie Kontakt sofort mit einem Arzt, um die Schritte zu sehen.

Gleiches gilt für Risikogruppen diejenigen gehören, wie Menschen ist Ayores, schwanger ist oder solche mit geschwächtem Immunsystem.

- Wie können wir seine Ausbreitung verhindern?

Um zu verhindern, die Übertragung von l zu COVID -19 empfohlen l avarse Hände häufig und special vor dem Essen und nach dem Gang zur Toilette, Ton ist die Nase, Husten oder Niesen.

Geschieht dies nicht, kann so verwendet werden, eine Desinfektionsmittel p ara Alkoholbasis Hand, mit zumindest einem 60% dieser Verbindung.

Sie müssen auch vermeiden, Ihre Augen, Nase und Mund zu berühren; und Desinfektion von Objekten und Oberflächen Einsatz täglich mit Reinigungssprays.

Die Verwendung von Masken oder Gesichtsmasken ist ratsam, nicht so sehr als eine allgemeine Maßnahme, vor allem, wenn für diejenigen, die die Krankheit haben und verhindern die Ausbreitung, oder für diejenigen, die professionell ist Gesundheit.

Decken Sie sich beim Husten oder Niesen mit einem Taschentuch oder den Ellbogenärmeln ab und vermeiden Sie es, Ihre Hände zu benutzen.

Auf der anderen Seite können Sie eine Grippeimpfung bekommen, wenn Sie sie in dieser Saison noch nicht erhalten haben.

Denken Sie daran, dass wir mit mehr Informationen besser aufeinander aufpassen und das Übertragungsrisiko verringern können.

Ich lade Sie ein, dieses Handbuch zu lesen, alles, was Sie über brauchen, um herauszufinden, die COVID -19 und Viruserkrankungen ansteckend.

Teil I. Abwehrkräfte, Atemwege und Viren

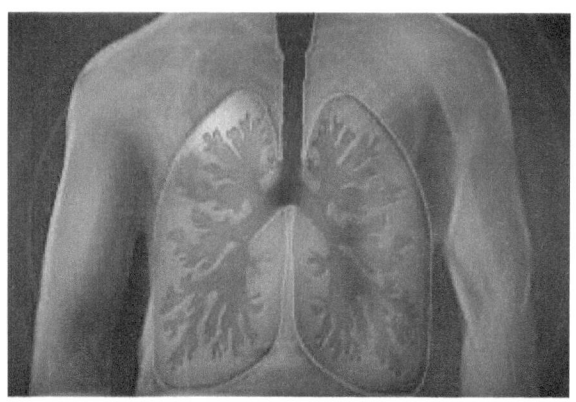

1. Arten der Immunität. E EISPIELE

- Doktor Mario, was ist das Immunsystem?

Das Immunsystem ist die natürliche Abwehr des Körpers gegen Infektionen und Keime.

Es besteht aus Zellen, Geweben und Organen, die zusammenarbeiten, um bestimmte Krankheitserreger zu erkennen, zu bekämpfen und zu zerstören, bevor sie den Körper schädigen.

- Wie funktioniert dieses System?

Um das Eindringen von Keimen zu verhindern, verfügt der Körper über äußere Barrieren wie Haut und Schleimhaut. Wenn diese überwunden sind, gelangen Krankheitserreger in den Körper und beginnen ihn zu schädigen.

Um diesen Angriff zu bekämpfen, verfügt das Immunsystem über eine erste Verteidigungslinie, die aus Leukozyten oder weißen Blutkörperchen besteht. Diese Zellen befinden sich im Blut und können an verschiedene Stellen im Körper transportiert werden, um es zu schützen.

Sobald sie den Eintritt von Mikroorganismen oder Fremdstoffen feststellen, dringen die Leukozyten in das

Gewebe ein und erzeugen bei Kontakt mit den Eindringlingen Antikörper, um diese zu zerstören.

- Was bezieht sich das Konzept der Immunität?

Immunität ist eine E tate natürliche oder erworbene Resistenz einige zu besitzen oder s Individuen oder Spezies gegen den Angriff eines infektiösen oder toxischen Mittels.

In der Medizin bezieht sich dieses Konzept auf den Schutz, den das Immunsystem dem Körper vor Krankheiten bietet.

- Wie viele Arten von Immunität gibt es?

Es gibt zwei Arten: die angeborene und die erworbene.

Die erste ist eine Immunität, die durch Vererbung oder auf biologische Weise verfügbar ist. Einige Individuen oder Arten haben die Eigenschaft, bestimmte Krankheiten nicht zu leiden oder zu übertragen, selbst wenn sie noch nie mit dem Erreger in Kontakt gekommen sind, der sie verursacht.

Angeborene Immunität bezieht sich auch auf das Abwehrsystem, mit dem Sie geboren wurden.

Erworben ist dagegen eine Art von Immunität, die nach Exposition gegenüber einem bestimmten Krankheitserreger erreicht wird. In diesen Fällen erzeugt der Körper Antikörper und "erinnert" sich dann an den Eindringling und baut eine spezifische Abwehr auf, um eine ähnliche Neuinfektion in Zukunft zu verhindern.

- Können Sie uns Beispiele für jede Art von Immunität geben?

Der Hustenreflex, Magensäure, Schleim und Tränen sind Beispiele für angeborene Immunität.

In der Zwischenzeit ist der Schutz vor Impfstoffen ein Fall erworbener Immunität.

2. Humorale und zelluläre Immunität

- Was ist humorale Immunität?

Es ist eine Art erworbener Immunität, bei der das Immunsystem potenziell gefährliche Eindringlinge erkennt und Antikörper produziert, um sie zu zerstören.

Wenn die Bedrohung beseitigt ist, speichern Zellen diese Informationen im Speicher, damit sie schneller auf zukünftige Angriffe desselben Keims reagieren können.

- Was ist zelluläre Immunität?

Ist eine andere Art der erworbenen Immunität, bei denen gegen einen eindringenden Mittel, Zellen des Immunsystems lösen einige spezifische Substanzen Zytokine genannt zu zerstören sie, ohne die Intervention von Antikörpern.

- Was ist der Unterschied zwischen beiden Typen?

Allgemein kann man sagen, dass die humorale Immunität gegen extrazelluläre Mikroorganismen und die zelluläre Immunität gegen intrazelluläre Mikroorganismen wirkt.

Im ersten Fall erfolgt der Angriff mit Antikörpern, die potenziell gefährliche zu zerstörende Wirkstoffe inaktivieren oder markieren, während im zweiten Fall sie direkt von Zellen angegriffen werden.

3. Aktive und passive Immunität

- Was ist aktive Immunität?

Es ist eine Art erworbener Immunität, bei der unser eigener Körper spezifische Antikörper gegen einen bestimmten Erreger erzeugt, nachdem er daran gelitten hat.

Ein Beispiel hierfür sind Impfstoffe, bei denen dem Körper abgeschwächte Viren verabreicht werden, so dass der Körper dauerhafte und resistente Abwehrkräfte gegen ihn erzeugt.

- Was ist passive Immunität?

Es ist eine Art erworbener Immunität, bei der die Antikörper gegen einen bestimmten Eindringling von einem anderen Organismus als der Person produziert werden.

Dies sind beispielsweise die Abwehrkräfte, die von der Mutter über die Milch oder die Plazenta auf das Kind übertragen werden oder wenn einem kranken Patienten Blutserum von einem Immunspender zugeführt wird.

4. Abwehr gegen biologische Arbeitsstoffe

- Was sind biologische Arbeitsstoffe?

Biologische Agenzien sind alle Mikroorganismen, die beim Menschen jede Art von Infektion, Allergie oder Toxizität verursachen können.

Diese können unterschiedliche Formen und Größen haben. Am bekanntesten sind Viren, Bakterien, Pilze, menschliche Endoparasiten (Protozoen und Helminthen) und Prionen.

- Was sind Viren?

Viren sind oder ODY s sehr einfache Struktur, Schicht ces reproduziert innerhalb bestimmter Zellen, mit ihrem Stoffwechsel.

Es sind sehr kleine Keime, die in lebende Zellen eindringen und sich dort vermehren, wodurch sie beschädigt werden, mutieren, sterben oder krank werden.

Diese Agenturen sind verantwortlich für die Herstellung infektiöser Krankheiten wie Licht kalt iado, Grippe, die AIDS, Pocken, Masern und COVID -19.

- Wie ist die Abwehr gegen diese biologischen Arbeitsstoffe?

Wenn ein Angriff auftritt, versucht der Körper zuerst, das Eindringen dieser Eindringlinge zu verhindern. Wenn sie es schaffen, geben, und l Immunsystem sucht nach Wegen zu bekämpfen sie und zerstören sie.

Falls diese Maßnahmen nicht vollständig wirksam sind, setzen sich Krankheitserreger im Körper ab und verursachen Krankheiten.

5. Anatomie der Atemwege

- Was sind die Atemwege?

Die Atemwege sind die Organe, die das Atmen ermöglichen.

Die Zellen unseres Körpers brauchen Sauerstoff zum Leben. Durch die Atmung gelangt Sauerstoff in unseren Körper und lässt das von den Zellen erzeugte Kohlendioxid austreten, wenn sie ihre Arbeit erledigen.

- Welche Organe sind Teil der Atemwege?

Das Atmungssystem besteht aus Nase, Rachen, Kehlkopf, Luftröhre, Bronchien, Bronchiolen und Lunge.

Darüber hinaus sind auch verschiedene Strukturen an der Atmung beteiligt, wie z. B. das Zwerchfell und die Interkostalmuskulatur.

- Was passiert mit dem Sauerstoff, wenn er in unseren Körper gelangt?

Wenn es in unseren Körper gelangt, wird es in die Lunge eingeatmet und gelangt durch die dünnen Membranen der Alveolen in den Blutkreislauf.

Dort fängt Hämoglobin es in roten Blutkörperchen ein und fließt durch die Arterien zum Herzen, das dieses sauerstoffreiche Blut zu den Geweben des Körpers pumpt, die es benötigen.

6. Barrieren, Schleimhaut und Atemwegsepithel

- Wie gelangen Keime über die Atemwege in unseren Körper?

Wenn wir atmen, ist die Luft, die in unseren Körper eindringt, nicht vollständig sauber.

Es enthält Chemikalien und organische Partikel wie Staub, Bakterien, Pilze, Viren und Pollen, die gesundheitsschädlich sein können.

- Was sind die Abwehrmechanismen der Atemwege?

Das Atmungssystem verfügt über eine Reihe physikalischer Barrieren, um das Eindringen von Keimen zu verhindern. Dazu gehören Nasenhaare, Schleimhaut, Husten und Niesen.

Wenn diese Abwehrkräfte den Eintritt und die Entwicklung von Krankheitserregern nicht verhindern, wird das Immunsystem selbst funktionsfähig.

- Was sind Schleimhäute?

Die Schleimhäute sind eine Reihe von Membranen, die das gesamte Atmungssystem vom Kehlkopf bis zu den Bronchien umgeben, um es zu schützen. Dazu scheiden sie eine dichte und klebrige Substanz aus, die die Innenwände dieser Organe bedeckt.

Wenn Schadstoffe über die Atemwege in den Körper gelangen und das Nasenhaar überwinden, werden sie von diesem schleimigen Schleim angezogen, wo sie eingeschlossen werden und dann durch Nase und Mund ausgestoßen werden.

- Was passiert, wenn wir niesen oder husten?

Wenn zu große Partikel in den Körper gelangen, um von der klebrigen Substanz der Schleimhaut eingeschlossen zu werden, aktiviert der Körper Notfallmechanismen, um zu versuchen, sie auszutreiben.

Bei Niesen und Husten werden Nervenrezeptoren stimuliert, die mit hoher Geschwindigkeit eine große Menge Luft aus dem Körper entfernen und versuchen, auch einen Fremdkörper zu ziehen.

- Was ist das respiratorische Epithel?

Dieses Epithel ist ein Gewebe, das die Oberfläche, Hohlräume und Kanäle der Atemwege bedeckt, diese befeuchtet und schützt.

Es wirkt als Barriere gegen Fremdpartikel und Krankheitserreger und beugt Infektionen und Schäden vor.

7. Akute Infektionen der Atemwege

- Was sind akute Infektionen der Atemwege?

Es handelt sich um Infektionen der Atemwege mit einer Evolution von weniger als 15 Tagen, die von Person zu Person übertragen werden können.

Sie können leicht, mittelschwer oder schwer sein und stellen weltweit eine Haupttodesursache dar, hauptsächlich bei Kindern unter 5 Jahren und Erwachsenen über 65 Jahren.

- Was sind die häufigsten Symptome einer akuten Atemwegsinfektion?

Die häufigsten Anzeichen sind Fieber, Husten, Lethargie und Atembeschwerden. Auch Halsschmerzen, Kopfschmerzen, Brust- und Gelenkschmerzen.

- Was ist die Hauptkomplikation, die diese Infektionen verursachen können?

In schweren Fällen können diese Infektionen eine Lungenentzündung verursachen, bei der ein bestimmtes Virus oder Bakterium eine Entzündung der Lunge verursacht.

Diese Krankheit ist durch Symptome wie hohes Fieber, Schüttelfrost, starke Brustschmerzen, Husten und Ausfluss gekennzeichnet und kann tödlich sein.

8. Die häufigsten Atemwegsviren

- Was sind die häufigsten Atemwegsviren?

Die häufigsten Viren sind die Viren der Atemwege S inci t ial, die R inoviru s, Influenza und Adenovirus.

- *Was ist das Virus Respiratory Sinci t ial?*

Es ist ein Virus, das Lungen- und Atemwegsinfektionen verursacht, hauptsächlich bei Babys, Kleinkindern und älteren Erwachsenen.

Die Symptome variieren je nach Alter der Infizierten. Im Allgemeinen sind sie mäßig und umfassen Husten, verstopfte Nase und niedriges Fieber.

In schwereren Fällen kann es aufgrund von Sauerstoffmangel zu Atembeschwerden und blauen Verfärbungen kommen.

- *Was ist Rhinovirus?*

Es ist ein Virus, das Erkältungen, Pharyngitis, Ohrenentzündungen und Sinusitis verursachen kann. In einigen Fällen auch Lungenentzündung und Bronchiolitis.

Das Rhinovirus ist einer der häufigsten menschlichen Krankheitserreger und kann leicht von Mensch zu Mensch übertragen werden.

- *Was ist Influenza?*

Es ist das Influenzavirus, das hauptsächlich Nase, Rachen und Lunge angreift. Es ist leicht ansteckend und hat eine Inkubationszeit zwischen 1 und 3 Tagen.

Die Symptome ähneln denen einer Erkältung, wenn auch etwas plötzlicher und plötzlicher. Dazu gehören eine laufende Nase, Niesen und Halsschmerzen.

Dieses Virus verschwindet normalerweise von selbst, kann aber in einigen Fällen zu schwerwiegenderen Komplikationen führen.

- *Was sind Adenoviren?*

Sie sind eine Art von Virus, das zusätzlich zu den Atemwegen die Membranen der Augen, des Darms, der Harnwege und des Nervensystems infizieren kann.

Sie verursachen unter anderem Fieber, Erkältungen, Bindehautentzündung, Durchfall, Bronchitis und Lungenentzündung.

Adenoviren befallen Menschen jeden Alters, obwohl sie bei Kindern häufiger auftreten.

9. On - bakterielle Infektionen

- *Was sind Bakterien?*

L wie Bakterien sind einzellige Mikroorganismen, die in gedeihen verschiedene Arten von Umgebungen. Die meisten von ihnen sind nicht schädlich und einige sind sogar für den menschlichen Körper essentiell, beispielsweise diejenigen, die an der Verdauung von Nahrungsmitteln beteiligt sind.

Jedoch etwa 1% kann für die Gesundheit und Krankheiten verursachen schädlich sein.

- *Wie unterscheiden sie sich von Viren?*

Viren sind kleiner und Notwendigkeit von Hosts für das Leben s obrevivir weil sie ihre eigenen Mechanismen nicht haben. L wie Bakterien, jedoch haben die Fähigkeit, sich selbst zu wachsen und sich zu vermehren.

Aus medizinischer Sicht besteht der Hauptunterschied jedoch darin, dass Antibiotika häufig Bakterien abtöten, aber gegen Viren unwirksam sind.

- *Was ist eine bakterielle Superinfektion?*

Es ist ein Konzept, das in der Medizin für Fälle einer viralen Atemwegsinfektion verwendet wird, zu denen eine bakterielle Komplikation hinzugefügt wird.

In diesem Fall erleichtern die Bakterien die Replikation des Virus und umgekehrt, was die Infektion verschlimmert und sogar tödlich sein kann.

10. Komplikationen der oberen und unteren Atemwege

- Wie werden Infektionen der Atemwege klassifiziert?

Sie werden je nach betroffenem Gebiet als hoch und niedrig eingestuft.

Hohe besetting von l als Grube s Nasen sind auf die Stimmbänder im Kehlkopf, durch die Nebenhöhlen und Mittelohr.

Die Verluste umfassen wiederum diejenigen, die von der Luftröhre und den Bronchien bis zu den Bronchiolen und Alveolen betroffen sind.

- Was sind die häufigsten Komplikationen der oberen Atemwege?

Am häufigsten sind Rhinitis (Erkältung), Sinusitis, Influenza, Ohrenentzündungen, Mandelentzündung, Pharyngitis und Laryngitis.

Die überwiegende Mehrheit dieser Infektionen ist mild und beginnt und endet nach einer bestimmten Zeit auf natürliche Weise.

- *Was sind die häufigsten Komplikationen der unteren Atemwege?*

In diesem Fall sind B- Ronchiolitis, Influenza und Lungenentzündung am häufigsten.

Im Allgemeinen sind Infektionen der unteren Atemwege schwerer als Infektionen der oberen Atemwege.

Teil II. Virologie, Coronavirus und COVID -19

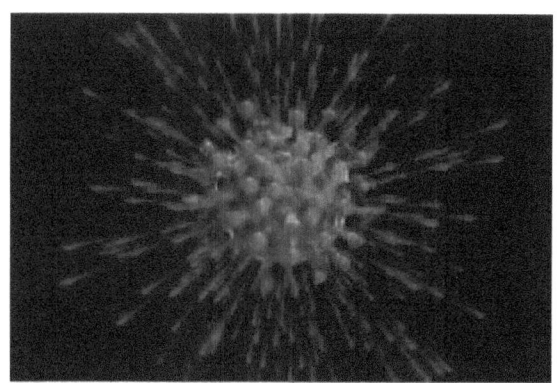

11. Arten und Merkmale von nicht-respiratorischen Viren

- Doktor Mario, wie werden Virusinfektionen klassifiziert?

Diese Infektionen werden nach dem vom Virus am stärksten betroffenen Organ klassifiziert. Beispielsweise gibt es neben Infektionen der Atemwege unter anderem virale gastrointestinale, hepatische, neurologische und Hautinfektionen.

- Was können Sie uns über gastrointestinale Virusinfektionen erzählen?

L auf virale Gastroenteritis wird in der Regel durch Kontakt mit infizierten Personen oder Lebensmittel oder Essen kontaminierter Flüssigkeiten ausbreiten. Seine häufigsten Symptome sind Durchfall, die Magenkrämpfe, das Erbrechen und das Fieber.

Unter diesen Viren betrifft das Rotavirus normalerweise Kinder; Nicht- Rovirus für ältere Kinder und Erwachsene; und Astrovirus und Adenovirus bei Säuglingen und Kleinkindern.

- Und virale Leberinfektionen?

Zu diesen Krankheiten gehört Hepatitis. A wird über den fäkal-oralen Weg übertragen; B durch verschiedene

Körperflüssigkeiten wie Blut, Sperma und Speichel; und C sexuell oder durch Blut.

Zusätzlich oder onstiges Virus, die beeinflussen können, zu l Leber sind Cytomegalovirus, Epstein-Barr, das Gelbfieber und Röteln.

- Wie sind virale neurologische Infektionen?

Dies ist eine variable Gruppe von Infektionen, die das Zentralnervensystem betreffen, und ihre Ursachen können Infektionserreger verschiedener Virusgruppen sowie Bakterien und auch Pilze sein.

Unter dem Virus gibt ist eine Gruppe Arboviren genannt, weil in der Regel auf den Menschen übertragen durch den Biss von Arthropoden Ingest Blut, wie Mücken und Zecken.

Die meisten Fälle von Enzephalitis, bei denen das Gehirn aufgrund einer Infektion entzündet ist, sind viral.

- Welche anderen Arten von nicht-respiratorischen Viren werden besser erkannt?

Unter anderem können wir das erwähnen Herpes - Virus, die bewirkt, dass Mononukleose, Herpes labialis und genitalis und Windpocken, unter anderen Krankheiten.

Auch das Virus humanen Papillomavirus, die bewirkt, dass Epithelschädigung wie die Warzen.

Andere Fälle sind die Masern- und Mumpsviren sowie HIV, das sexuell über Blut oder Muttermilch übertragen wird und AIDS verursacht.

12. Grippe und Viren sind aggressiver für den Atmungsbaum

- Was ist die Grippe und was verursacht sie?

Die Grippe ist eine virale Atemwegsinfektion, die Nase, Rachen und Lunge infiziert. Es wird durch das Influenzavirus verursacht, das sich von Person zu Person verbreitet und leicht verbreitet.

Wenn ein Patient hustet, niest oder spricht, stößt er kleine Lufttropfen aus, die in den Mund oder die Nase von Menschen in der Nähe fallen können.

Darüber hinaus ist es auch möglich, sich durch Berühren eines Objekts oder einer Oberfläche mit dem Virus zu infizieren und diese Hand dann durch Mund, Nase oder Augen zu führen.

- Welche Komplikationen kann die Grippe bringen?

In schweren Fällen kann es zu Lungenentzündung (Entzündung der Lunge), Ezephalitis (Entzündung des

Gehirns), Myokarditis (Entzündung des Herzens), Eningitis (Entzündung der Meningen) und Krämpfen kommen.

- Was sind die aggressivsten Atemwegsviren?

In Neben der Grippe, unter ihnen können wir die f erwähnen iebre Marburg hämorrhagisches Virus, der É Ball, Hantavirus, Vogelgrippe, Schweinegrippe (H1N1) und corona.

- Was ist Marburg hämorrhagisches Fieber?

Es ist eine Krankheit, die durch eines der tödlichsten Viren mit einer Sterblichkeitsrate von 90% verursacht wird. Es verursacht schweres Fieber, Kopfschmerzen, Krampfanfälle und Blutungen aus der Schleimhaut, der Haut und den inneren Organen. Im Moment gibt es keine Impfstoffe, um es zu bekämpfen.

- Was ist das Éball- Virus?

Es ist ein Virus ähnlich dem vorherigen, das Blutungen im ganzen Körper, Fieber und Durchfall verursacht. Die Sterblichkeitsrate beträgt 70% und bis heute gibt es auch keine Impfstoffe.

- Was ist Hantavirus?

Ist eine Gruppe von Viren, die verbreitet werden durch die Exposition gegenüber den Kot von Nagetieren infiziert. Sie verursachen Fieber sowie Lungen- und Nierenversagen.

- Was ist Vogelgrippe?

Es ist eine Art von Influenza, die hauptsächlich Vögel betrifft, aber auch auf den Menschen übertragen werden kann. Die häufigsten Symptome sind hohes Fieber, Durchfall, Erbrechen, Bauchschmerzen und Blutungen. Die Sterblichkeitsrate beträgt 70%.

- Was ist Schweinegrippe (H1N1)?

Es ist eine Art von Grippe, die von Schweinen übertragen wird. Die häufigsten Anzeichen sind Fieber, Kopfschmerzen, Husten, Übelkeit und Erbrechen.

13. Coronavirus: Typen, ihre Form und Struktur

- Was sind Coronaviren?

Die Coronaviren sind eine große Familie von Viren, die verschiedenen Bedingungen, von verursachen eine Erkältung zu ernsteren Krankheiten wie Atemwegssyndrom Naher Osten (MERS-CoV) und schwere akute respiratorische Syndrom (SARS-CoV).

Die SARS-CoV-2, das die Krankheit verursacht COVID - 19, ist ein neuer Stamm, der nicht hatte bereits vor dem Menschen gefunden.

- Wie viele Arten von Coronaviren gibt es?

Es gibt eine große Anzahl von Coronaviren, die bei Tieren Atemwegserkrankungen, Magen-Darm-, Leber- und neurologische Erkrankungen verursachen.

Von diesen gibt es derzeit nur 7, die beim Menschen Krankheiten verursachen können. Sie werden HCovs (Human Coronavirus) genannt.

- Was ist die Form und Struktur von Coronaviren?

Diese Familie von s - Virus und dem corona genannt, weil, wenn aus einem Mikroskop betrachtet Oberflächen hat n - förmigen Spitzen s Krone.

Seine Struktur ist zusammengesetzt aus einem Gehäuse einen einzelnen Strang umschließt, Ribonukleinsäure (RNA, das genetische Material des Virus), und eine Membran Lipid ic zu Glykoprotein mehrere Proteine mit di Projizieren fferent Funktionen.

Unter diesen ermöglicht Protein S dem Virus den Eintritt in Zellen, Protein E ist für die Infektion anderer essentiell und Protein N ermöglicht es ihnen, genetisches Material zu verbergen.

14. Klassifikation von Coronaviren

- Was sind die sieben Coronaviren, die Menschen betreffen?

Die vier häufigsten sind HCoV-229E, HCoV-OC43, HCoV-NL63 und HCoV-HKU1. Diese sind nicht gefährlich und treten hauptsächlich bei nicht lebensbedrohlichen Erkältungen auf. S und glaubt, dass die meisten Menschen haben Abwehr entwickelt gegen sie und immunisiert werden.

Von den verbleibenden drei trat als erstes das schwere akute respiratorische Syndrom (SARS-CoV) auf. Es entstand 2002 in China und verursachte 800 Todesfälle mit einem Todesfall von 9,6%.

Das zweite war das Atemwegssyndrom im Nahen Osten (MERS-CoV), das 2012 ausbrach und sich auf 27 Länder in Asien, Europa, Afrika und Nordamerika ausbreitete. Es war tödlicher als das vorherige (34,5%) und verursachte 850 Todesfälle.

Das dritte ist das derzeitige SARS-CoV-2- Coronavirus, das Ende 2019 in China auftrat und sich fast überall auf der Welt verbreitete. S oder die Geschwindigkeit der Mortalität ist relativ gering im Vergleich zu den beiden anderen, der zwischen 3 und 4%, jedoch so massiv, die Maut ist viel höher sein.

15. Von Tieren übertragene Coronaviren

- Was sind die Tiere, die Coronaviren übertragen?

Es gibt viele wilde Tiere, die Krankheitserreger sind und mögliche Überträger ansteckender Krankheiten sind. Unter denen, von denen wir wissen, dass sie das Coronavirus beherbergen können, befinden sich Fledermäuse, Zibeten, Dachs, Bambusratten und wilde Kamele.

- Wie werden Coronaviren von Tieren auf Menschen übertragen?

Im Allgemeinen tritt diese Art der Ansteckung auf, wenn Menschen in die Räume eindringen, in denen wilde Tiere leben, und wenn sie gejagt werden, um zu essen oder verkauft zu werden.

Bestimmte Tiere sind es gewohnt, mit bestimmten Viren zu leben. Das Problem tritt auf, wenn der Mensch mit diesen Tieren umgeht und das Virus mutiert, um sich in anderen Arten niederzulassen und zu überleben.

Während das Tier, das den aktuellen Ausbruch des Coronavirus verursacht hat, noch unbestätigt ist, deuten Theorien auf Fledermäuse hin. Die Übertragung dieser Tiere auf den Menschen könnte nach der Mutation durch einen oder mehrere Zwischenwirte erfolgen.

- Warum treten diese Ausbrüche im Osten im Allgemeinen auf?

Einer der Gründe ist die große Einwohnerzahl, die viele dieser Länder haben.

Die rasche Verstädterung dieser Regionen, in denen bereits fast 60% der Weltbevölkerung leben, lässt sie in Räume eindringen, in denen wilde Tiere leben. Dies erzwingt eine engere Nähe zu Populationen von Menschen und Haustieren und erleichtert die Ansteckung.

Andererseits erzeugen die Essgewohnheiten dieser Länder, zu denen unter anderem Fledermäuse und Schlangen gehören, häufig diese Art der Entwicklung, wie dies zuvor bei der Vogel- und Schweinegrippe sowie bei Coronaviren der Fall war.

- Können unsere Haustiere Coronavirus übertragen?

Bisher gibt ist keine Beweise dafür, dass Haustiere, wie Hunde oder Katzen, kann diese Art von Virus übertragen.

16. Widerstand in verschiedenen Umgebungen

- Wie lange können Coronaviren in Umgebungen leben?

Im Allgemeinen ist diese Klasse von Viren sind in der Lage mehrere Stunden auf glatten Oberflächen zu überleben und s i die Temperatur und Luftfeuchtigkeit sind adecuad zu s, können sie sogar Tage dauern.

Es ist jedoch möglich, sie schnell inaktiv zu lassen, indem übliche Desinfektionsmittel verwendet oder höheren Temperaturen ausgesetzt werden.

- Wann hält das neue Coronavirus in der Luft?

Es wird angenommen, dass das neue Coronavirus mindestens 30 Minuten in der Luft überleben kann.

- Wie überleben Sie das neue Coronavirus in anderen Umgebungen?

Während es ist noch keine schlüssigen Daten, anzeigt, dass eine Studie in China durchgeführt e ist l Überlebenszeit der neuen corona bei unterschiedlichen Umgebungstemperaturen folgt, wie:

- Luft bei 10-15 °C: 4 Stunden.

- Hustenbonbons bei 25 °C: 24 Stunden.

- Hände bei 20-30 °C: weniger als 5 Minuten.

- Kleidung bei 10-15 °C: weniger als 8 Stunden.

- Holz bei 10-15 °C: 48 Stunden.

- Edelstahl bei 10-15 °C: 24 Stunden.

17. Unterschiede zwischen COVID-19 und früheren Coronaviren

- Was sind die Unterschiede zwischen dem neuen Coronavirus und den vorherigen?

Wie gesagt, obwohl die COVID-19 weniger tödlich ist, ist es viel mehr infektiös, was schnell zu verbreiten.

In Bezug auf die Inkubationszeit (die Zeit zwischen der Infektion und dem Auftreten der Krankheitssymptome) liegt die des neuen Virus zwischen 2 und 14 Tagen, während die des SARS zwischen 2 und 7 Tagen liegt MERS 6 Tage.

18. Virulenz von SARS-CoV-2

- Wie ansteckend und virulent ist das neue Coronavirus?

Zur Messung seiner Virulenz sollte sowohl die Infektiosität und betrachten seine Letalität. Die SARS-CoV-2 ist sehr infektiös ys oder Rate leta ity ist zwischen 3 und 4 Prozent. Dies bedeutet, dass es ist fast zwei Mal ansteckender als die Grippe und damit die Sterblichkeit, obwohl niedriger als die Grippe, es schnell aufbaut.

Jedoch ist es weniger tödlich als frühere corona: der Prozentsatz der Letalität von SARS ist 9,6 Prozent und der MERS von 34,5 Prozent.

- Was ist der Unterschied zwischen Epidemie und Pandemie?

Epidemie ist eine Krankheit, die sich für einige Zeit in einem bestimmten Land ausbreitet und gleichzeitig eine große Anzahl von Menschen betrifft.

Dies wird zu einer Pandemie, wenn sich die Krankheit auf viele Länder ausbreitet oder fast alle Personen in einem Ort oder einer Region angreift.

- Warum wurde dieses Virus zu einer Pandemie?

Aufgrund der antigenen Mutationen, unter denen das Virus leidet, haben Menschen keine Immunität gegen diesen Stamm.

Dies führte zusätzlich zu der Tatsache, dass es mehr als eine Übertragungsroute gibt, dazu, dass sich das COVID-19 auf fast der ganzen Welt ausbreitete und eine erhebliche Anzahl von Menschen betraf.

19. Immunity 19 1 bis COVID -19

- Kann der Mensch eine Immunität gegen das neue Coronavirus entwickeln?

Für eine Antwort ist es noch zu früh. Derzeit gibt es keine bestimmenden wissenschaftlichen Daten zur Dauer der schützenden Immunantikörper, die bei Patienten erzeugt wurden, die die Krankheit hatten und geheilt wurden.

Diese Patienten können jedoch vor zukünftigen Infektionen geschützt werden.

- Diese geborgenen Menschen wären ihr ganzes Leben lang immun gegen das Virus?

Im Allgemeinen die Antikörper Schutz auftreten zwei Wochen nach der Infektion und kann dauern mehrere Wochen oder sogar viele Jahre im Körper und verhindert eine erneute Infektion.

Zum Beispiel bieten Antikörper gegen Masern eine lebenslange Immunität. In der Zwischenzeit halten diejenigen, die gegen Coronaviren entwickelt wurden, die eine Erkältung verursachen, zwischen einem und drei Jahren.

- Wie war die Immunität in SARS- und MERS-Fällen?

Die meisten Menschen, die mit SARS infiziert wurden, entwickelten eine langfristige Immunität zwischen acht und zehn Jahren. Bei MERS war es viel kürzer. Es wird geschätzt, dass die Immunität l bis COVID -19 mindestens 1 bis 2 Jahre sein könnte, obwohl es keine konkreten Daten zu respektieren sind.

- Welche Vorteile könnten sich ergeben, die gegen das Virus immun sind?

Immunpersonen können helfen, sich um Schwerkranke zu kümmern, bis ein Impfstoff freigesetzt wird. Darüber hinaus könnten ihre Antikörper mit Blutserum an bedürftige Patienten abgegeben werden.

Andererseits ist die Erhöhung der Immunität auch die Art und Weise, wie die Pandemie besiegt wird, da das Virus an Stärke verliert, da weniger Menschen infiziert werden müssen, und selbst gefährdete Zielgruppen weniger einer Ansteckung ausgesetzt sind.

Teil III. Risiken und Übertragung zwischen Menschen

20 . Epidemiologische Merkmale

- Doktor Mario, was sind die epidemiologischen Stufen 1 bis COVID -19?

Das neue Coronavirus durchlief seit seiner Einführung vier Phasen: Zuerst begann es als lokaler Ausbruch, dann setzte es sich mit einer Übertragung durch die Gemeinschaft fort und setzte sich mit einer allgemeinen Ansteckung fort, die sich zuerst in eine Epidemie und schließlich in eine Pandemie verwandelte.

- Wie war die Entwicklung dieser Stadien?

Im Fall von China, wo der Ausbruch seinen Ursprung hatte, trat das lokale Stadium hauptsächlich auf dem Wuhan-Markt auf, wo unter anderem Meeresfrüchte, Tintenfische, Schlangen, Fledermäuse und Dachs verkauft wurden.

Dann griff die Community-Sendung die gesamte Stadt Wuhan durch direkten persönlichen Kontakt an.

Schließlich setzte sich die Verbreitung im ganzen Land rasch fort und breitete sich dann auf den Rest der Welt aus.

- Wie war die Übertragungsdynamik im chinesischen Fall?

In Schritt initial die durchschnittliche Inkubationszeit des Virus betrug 5,2 Tage s. In der Zwischenzeit verdoppelte sich die Anzahl der Infizierten alle 7,4 Tage und das

Zeitintervall der Übertragung von einer Person zur anderen betrug 7,5 Tage.

Es wird geschätzt, dass jeder Infect Patienten oder zu zwischen 2,2 und 3,8 Personen im Durchschnitt. In Bezug auf das Alter der Betroffenen waren 87 Prozent Menschen zwischen 30 und 79 Jahren.

Von den Gesamtfällen waren 81 Prozent mild, 14 Prozent schwer und 5 Prozent kritisch.

- Was war das durchschnittliche Zeitintervall vom Ausbruch der Krankheit bis zum Krankenhausaufenthalt?

In leichten Fällen das Intervall betrug 5,8 Tage.

In schweren Fällen betrug das Intervall bis zum Krankenhausaufenthalt 7 Tage und 8 Tage bis zur Diagnose.

In Mortalitätsfällen betrug das Intervall bis zur Diagnose 9 Tage und 9,5 Tage bis zum Tod.

- Wie lange dauert die Infektion mit diesem Virus?

Die Dauer der Krankheit variiert von Person zu Person. Leichte Symptome bei einem gesunden Menschen können innerhalb weniger Tage, normalerweise etwa eine Woche, von selbst verschwinden, wie im Fall der Grippe.

Im Gegensatz dazu kann die Genesung eines Patienten mit anderen Gesundheitsproblemen Wochen dauern und in schweren Fällen lebensbedrohlich sein.

21 . Die häufigsten Übertragungswege

- Wie pflanzt sich die COVID -19?

Diese Krankheit wird durch direkten Kontakt oder mit Sekreten infizierter Personen wie Hustenbonbons oder Niesen übertragen.

T auch OCAR ein Objekt oder eine Oberfläche mit Grippeviren und gab dann ihre Hände über den Mund, Augen oder Nase vor dem Waschen der richtig.

In jedem Fall werden die Ausbreitungswege noch untersucht.

- Kann die Krankheit durch die Luft übertragen werden?

Bisherige Untersuchungen zeigen, dass dieser Virus wird hauptsächlich durch Kontakt verbreitet mit bekam als Atmungs eher als die Luft.

Allerdings gibt es Berichte bestätigt, dass die Ausbreitung des Virus in der Luft mehr aufrechterhalten wird als das, was am Anfang des betrachteten wird pand emia.

- Ist es möglich, diese Krankheit durch Kontakt mit einer Person zu bekommen, die keine Symptome hat?

Ein inhaliert werden, s bekommt eine s von jemandem Husten oder Niesen Hauptinfektionsquelle ausgestoßen, das

Risiko, die Krankheit von Vertrag jemand, der ist nicht vorhanden an Zeichen ist gering.

Viele Menschen mit COVID -19 zeigen jedoch nur n milde Symptome. Somit es ist möglich zu bekommen, das Virus von jemandem, der zum Beispiel hat nur einen leichten Husten und nicht keits- und krank.

- Ist es möglich, diese Krankheit durch Kontakt mit dem Kot einer kranken Person zu verbreiten?

Obwohl die ersten Untersuchungen zeigen, dass das Virus in einigen Fällen im Kot infizierter Personen vorhanden sein kann, scheint das Ansteckungsrisiko gering zu sein.

Obwohl Es gibt jedoch kaum eine Chance ist, ist es empfehlenswert, l avarse Hände häufig nach auf die Toilette gehen und vor dem Essen.

- Kann die Krankheit von der Mutter auf das Kind übertragen werden?

Die ersten Studien zeigen, dass es vor, während und nach der Geburt keine vertikale Übertragung von infizierten Müttern auf Nachkommen gibt. In jedem Fall wird die Untersuchung fortgesetzt.

- Ist es sicher, einer infizierten Person die Hand zu geben? Ich meine.

Nein. Respiratorische Viren können auf die Hände schütteln übertragen werden und dann berühren Sie die Augen, Nase und Mund.

Es ist am sichersten zu Kontakt phys vermeiden ico zu dem Gruß oder eine Geste machen, eine Neigung des Kopfes oder eine Verbeugung. Ich meine.

- *Helfen Gummihandschuhe, eine Virusinfektion zu verhindern? Ich meine.*

Nein. Die Tatsache, dass sie verwendet werden, verhindert keine Ansteckung, da das Virus auf die gleiche Weise wie mit der Hand übertragen werden kann, wenn die Person ihr Gesicht mit dem Handschuh berührt.

- *Darf ich l bis COVID -19 für eine Bluttransfusion?*

Derzeit gibt es keine Hinweise darauf, dass dieses Coronavirus durch eine Bluttransfusion übertragen werden kann.

22 . Übertragung durch Lufttropfen

- *Wie ist die Übertragung durch Tropfenbereiche?*

Tröpfchen werden kleine sphäroidischen Teilchen Wasser enthält, mit einem Durchmesser von 5 micró meter. Die

Atemwege entstehen hauptsächlich beim Husten, Niesen oder Sprechen.

Diese Tropfen werden ein oder zwei Meter von der Person entfernt, die sie abgibt, und können eine Person in der Nähe infizieren und sie einatmen.

Wegen seiner Größe nicht und Gewicht, bleiben die Tropfen nicht in der Luft suspendiert eine lange Zeit und fallen schnell auf den Boden.

- *Welche anderen Krankheiten werden durch Atemtropfen übertragen?*

In Zusätzlich zu dem COVID -19, unter anderem auf diese Weise übertragenen Viren werden mit Grippe, corona SARS, das Adenovirus, das Rhinovirus, die Mykoplasmen, die Gruppe Streptokokken und den Meningokokken.

- *Unter welchen anderen Umständen können Atemtropfen entstehen?*

Diese Tropfen können auch bei invasiven Atemwegsverfahren wie Aspiration oder Bronchoskopie, Trachealintubation, Lungenreanimation und hustenstimulierenden Bewegungen wie Positionsänderungen im Bett oder Klopfen auf den Rücken erzeugt werden.

- *Wie erfolgt die Übertragung auf dem Luftweg?*

Diese Art der Ansteckung ist als Aerosolübertragung bekannt. Aerosole sind Suspensionen von kleinen Partikeln oder Tröpfchen von m enen von 5 micró meter Durchmesser enthält Pathogene.

Im Moment hat die Weltgesundheitsorganisation sagt, dass es nicht ausreichen, Hinweise darauf, dass die COVID -19 durch die Luft übertragen wird, außer in bestimmten medizinischen Kontexten, wie wenn intubiert auf einen infizierten Patienten.

Allerdings ome Wissenschaftler argumentieren, dass es ist Beweis s es vorläufig ist, dass es diese Art der Infektion sein könnte. Es wird daher empfohlen, Vorsichtsmaßnahmen zu treffen, z. B. die Belüftung der Räume zu erhöhen, um die Risiken zu verringern.

23 . Übertragung durch indirekten Kontakt

- Wie erfolgt die Übertragung durch indirekten Kontakt?

Diese Art der Übertragung tritt auf, wenn die Tropfen, die den Virus enthalten, auf der Oberfläche eines Objekts wie eines Mobiltelefons abgelagert werden oder wenn wir eine Leiter passieren.

Wenn eine Person diese Gegenstände berührt und dann ihre Hand durch Mund, Augen oder Nase führt, kann sie infiziert werden.

- *Wie lange überlebt dieses Virus auf einer Oberfläche?*

Im Moment ist es nicht sicher bekannt. Im Allgemeinen ist diese Klasse von Viren sind in der Lage mehrere Stunden auf glatten Oberflächen zu überleben und s i die Temperatur und Luftfeuchtigkeit sind adecuad zu s, können sie sogar Tage dauern.

Es ist jedoch möglich, sie schnell inaktiv zu lassen, indem übliche Desinfektionsmittel verwendet oder höheren Temperaturen ausgesetzt werden.

- *Ist es sicher, ein Paket aus einem Gebiet zu erhalten, in dem COVID- Fälle gemeldet wurden -19?*

Ja. Die Wahrscheinlichkeit, sich mit dem Virus durch Kontakt mit einer Verpackung zu infizieren, die gehandhabt, transportiert und unterschiedlichen Bedingungen und Temperaturen ausgesetzt wurde, ist sehr gering.

- *Welche Schutzmaßnahmen können ergriffen werden, um diese Art von Infektion zu vermeiden?*

Es ist wichtig, zu waschen, die Hände häufig mit Seife und Wasser oder Desinfektionsmittel Alkohol enthält. Wir müssen auch t vermeiden ocarse Augen, Nase und Mund.

Andererseits ist es auch wichtig, Alltagsgegenstände und Oberflächen mit Reinigungssprays zu desinfizieren.

24. Risiken für engere Kontakte

- Was versteht man unter engem Kontakt?

Enge Kontakte sind alle Personen, die eine Beziehung zu einem infizierten oder verdächtigen Patienten haben.

Dies schließt zum Beispiel alle ein, die mit dieser Person leben, studieren oder arbeiten, sowie diejenigen, die denselben Transport oder Aufzug teilen.

- Was passiert bei einem Patienten, der ins Krankenhaus eingeliefert wird?

In diesem Fall werden enge Kontakte zu Ärzten, Krankenhauspersonal, Familienangehörigen oder Freunden berücksichtigt, die mit dem Patienten zusammen waren, ohne während ihres Aufenthalts im medizinischen Zentrum wirksame Schutzmaßnahmen zu ergreifen.

Auch an andere Patienten und ihre Begleiter, die sich mit den Infizierten das gleiche Zimmer teilen.

25. Medizinische Beobachtung der Kontakte für 14 Tage

- Warum sollten enge Kontakte eine 14-tägige Quarantäne durchlaufen?

Die Inkubationszeit (die Zeit zwischen der Infektion und dem Auftreten von Krankheitssymptomen) des neuen Virus liegt zwischen 2 und 14 Tagen.

Daher ist es wichtig, enge Kontakte zu schützen und zu überwachen, um festzustellen, ob sie infiziert sind, und gleichzeitig zu verhindern, dass sie die Krankheit auf mehr Menschen übertragen.

- Was wird mit dieser Maßnahme vermieden?

Diese Menschen können nach einer Infektion mehrere Tage lang beschwerdefrei sein. Ist t oder Mittel, um vollständig gesund zu erscheinen, sind aber die Übertragung der Krankheit auf andere, ohne zu wissen es.

Mit der Quarantäne wird diese mögliche Ansteckung vermieden. Daher ist es wichtig, dass die Menschen nicht darauf warten, dass sich Anzeichen der Krankheit zu isolieren scheinen.

26. Getriebekette abschneiden

- Was ist soziale Distanzierung?

Soziale Distanzierung ist eine Maßnahme, die von Gesundheitsbehörden empfohlen wird, um die Ausbreitung einer Krankheit zu verringern, die von Person zu Person übertragen wird.

C Henne durch den infizierten Virus beibehalten Put weg oder s von anderen, kann nicht infizieren jemand. Auf diese Weise gibt es gleichzeitig weniger Kranke.

- Was ist soziale Distanzierung?

Diese Maßnahme dient dazu, das Potenzial für die Übertragung von Krankheiten zu verringern. Wenn es richtig und in großem Maßstab gemacht wird, bricht oder verringert soziale Distanz die Ansteckungskette.

Dies trägt zum Schutz schutzbedürftiger Zielgruppen bei und verringert die Belastung der Krankenhäuser, wodurch der Zusammenbruch des Gesundheitssystems vermieden wird.

- Was bedeutet soziale Distanzierung?

Dieses Konzept impliziert, dass andere Personen eine Entfernung von mehr als zwei Metern einhalten müssen und vermeiden Sie Menschenmassen, Massenversammlungen sowie Familien- und Freundesversammlungen in Innenräumen.

Vermeiden Sie auch Händeschütteln, Umarmen oder Küssen anderer Personen und keine schutzbedürftigen Personen wie Pflegeheime oder Krankenhäuser, Babys oder Personen mit geschwächtem Immunsystem zu besuchen.

In bewässerten Gebieten sollte jeder so weit wie möglich zu Hause bleiben, um die Ausbreitung des Virus zu vermeiden.

- Welche massiven Maßnahmen werden in den betroffenen Gemeinden ergriffen, um die soziale Distanzierung zu erleichtern?

In vielen betroffenen oder gefährdeten Gemeinden werden allgemeine Quarantänen erlassen. Dazu gehört auch die Schließung von Fabriken, Büros, Banken, Schulen, Theatern, Kinos, Einkaufszentren, Restaurants, Fitness - Studios und Geschäfte, die nicht unbedingt erforderlich sind, und der Aussetzung von Shows und Events Sport, culturale s und soziale.

Einige Länder haben auch ihre Grenzen geschlossen und verbieten den Bürgern, ohne Begründung nach draußen zu gehen.

27. Risikogruppen anfälliger für Ansteckung

- Gibt es Menschen, die einem höheren Risiko ausgesetzt sind als andere?

Um das ein Wesen neuer Stamm des Virus, die noch nicht bereits in früher gefunden dem Wesen ist menschlich s, wir sind alle anfällig für es keine Immunität hat.

Wenn er dem Virus ausgesetzt ist, kann sich jeder infizieren, unabhängig davon, ob er eine normale Immunfunktion hat oder nicht.

Zum Beispiel sind Kinder genauso gefährdet, an der Krankheit zu erkranken wie Erwachsene. Im Allgemeinen sind die Symptome bei ihnen jedoch milder als bei älteren Menschen.

- Gibt es Menschen, die mehr Risiken aufweisen, wenn sie infiziert sind?

Ja. Menschen über 60 Jahre, Menschen mit Atemwegserkrankungen oder Herz-Kreislauf-Erkrankungen sowie Menschen mit Erkrankungen wie Diabetes haben ein höheres Infektionsrisiko.

Auch bei Personen mit schlechter Immunfunktion, wie älteren Menschen, schwangeren Frauen oder Menschen mit Leber- oder Nierenfunktionsstörungen, schreitet die Krankheit relativ schnell voran und die Symptome sind schwerwiegender.

Teil IV. Fälle, Klinik und mögliche Komplikationen

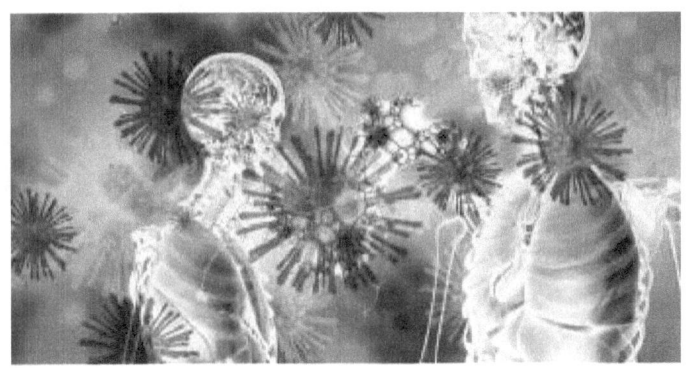

28. Subklinische Fälle

- Doktor Mario, zc sind Hut die klinischen Manifestationen von l zu COVID -19?

Im Allgemeinen tritt bei diesen Patienten als erstes Fieber auf, obwohl einige nur Schüttelfrost und Atemwegsbeschwerden aufweisen.

Dies kann unter anderem mit Atemnot, trockenem Husten, Müdigkeit und Durchfall einhergehen. In der Zwischenzeit sind laufende Nase und Schleim selten.

Andererseits zeigen Röntgenaufnahmen des Brustkorbs Mer kmale einer viralen Pneumonie, und im Anfangsstadium der Krankheit ist die Anzahl der weißen Blutkörperchen normal oder niedriger als normal, während die Lymphozytenzahl abnehmen kann.

- In wie viel Prozent treten diese Symptome zu Beginn der Infektion auf?

In 88% der Fälle tritt Fieber auf. Während trockener Husten bei 67%, Müdigkeit bei 38%, Atembeschwerden bei 19% und Muskelschmerzen bei 15% auftritt.

- Wie ist die Entwicklung der Krankheit in der Regel?

Die meisten Patienten haben eine gute Prognose und die Symptome verschwinden innerhalb weniger Tage.

In anderen Fällen kann die Genesung jedoch mehrere Wochen dauern und kritisch und sogar lebensbedrohlich werden.

29. Verdächtige Fälle

- Was wird als verdächtiger Fall von COVID -19 angesehen?

Während alle Menschen, die anfällig sind und infizierte Sterne sind drei Fälle hoch angesehen sospech bear s:

Ein Patient mit einer akuten Atemwegsinfektion, bei dem plötzlich Fieber, Husten oder Atembeschwerden auftreten, ohne dass eine andere erklärende Ursache vorliegt, und der in den letzten Jahren über eine lokale oder kommunale Übcrtragung der Krankheit in der Vergangenheit gereist ist 14 Tage.

Ein Patient mit einer akuten Atemwegserkrankung, der in den letzten 14 Tagen vor Auftreten der Symptome in engem Kontakt mit einem bestätigten oder wahrscheinlichen Fall von COVID -19 stand.

Ein Patient mit einer akuten Atemwegsinfektion mit Fieber, Husten oder Atemnot, der einen Krankenhausaufenthalt ohne anderen Grund benötigt, um dieses klinische Bild zu erklären.

- Was wird als wahrscheinlicher Fall von COVID -19 angesehen?

Es wird als wahrscheinlich jeder Verdachtsfall bezeichnet von COVID -19, in denen Labortests nicht schlüssig waren.

30. Bestätigte Fälle

- Was wird als bestätigter Fall von COVID -19 angesehen?

Auf diese Weise wird jeder mit einer positiven Laborbestätigung des Virus berücksichtigt, unabhängig von den klinischen Anzeichen oder Symptomen, die er aufweist.

- Und die Fälle verworfen?

Dies sind verdächtige Fälle, in denen Labortests zum Nachweis des Virus negativ waren.

31. Häufigste Symptome der Krankheit

- Was sind die häufigsten Symptome von l zu COVID -19?

Wie wir bereits besprochen haben, sind Fieber, Husten, Halsschmerzen oder Kopfschmerzen, Atemnot oder

Atembeschwerden, Schüttelfrost und allgemeine Beschwerden die häufigsten Anzeichen.

Es kann auch eine laufende Nase und Schleim geben, obwohl sie in diesen Fällen selten sind.

- Was ist die Schwere dieser Symptome?

Der Schweregrad kann von leicht bis schwer reichen. Andere hingegen haben möglicherweise das Virus und zeigen keine Anzeichen.

Von den insgesamt Infizierten erholen sich rund 80% von der Krankheit, ohne dass eine spezielle Behandlung erforderlich ist.

Von den übrigen Fällen sind etwa 15% schwerwiegend und 5% oder kritisch.

32. Klinische Anzeichen zu suchen

- Welche klinischen Symptome können auf das Vorhandensein dieses Virus hinweisen?

Bei diesen Patienten ist die Menge an zirkulierenden Blutplättchen im Blutkreislauf (Thrombozytopenie) häufig, was als schlechtes Zeichen angesehen wird.

Die Anzahl der Leukozyten im Blut liefert keine genauen Informationen über diese Krankheit. Beide Fälle von Leukopenie (niedriger als normal) und Leukozytose (Zunahme der Anzahl) wurden berichtet.

Bezüglich der Anzahl der Lymphozyten, ist die Abnahme häufiger und tritt in der Regel in 80% der Patienten.

- *Welche Entzündungsmarker sind bei diesen Patienten häufig?*

Der Procalcitoninspiegel im Blut ist zu Beginn der Krankheit normalerweise normal, steigt jedoch bei Patienten an, die eine Intensivpflege benötigen.

In schweren Fällen ist auch das D-Dimer erhöht.

Andererseits nehmen das C- reaktive Protein (CRP) und die Geschwindigkeit der globulären Sedimentation bei der Mehrzahl der Infizierten ebenfalls zu, während sie in einigen Fällen erhöhte Leberenzyme, Muskelenzyme und Myoglobin aufweisen.

33. Wichtige Labortests s

- *Wie wird sie diagnostiziert l bis COVID -19?*

Zur Bestätigung dieser Krankheit sind Labortests an Proben der oberen Atemwege (Speichel und Nasenflüssigkeit) und der unteren Atemwege (Substanzen aus Hals und Bronchien) erforderlich.

In der Regel werden auch eine Blutgerinnungsanalyse, eine andere biochemische Analyse und ein Blutbild durchgeführt, zusammen mit Antikörpertests und einer Virusisolierung, die es ermöglichen, diese zu identifizieren und andere Krankheiten auszuschließen.

- Woraus besteht der PCR-Test?

Dieser Test ist bekannt als PCR für ihr steht für Polymerase - Kettenreaktion. Es ermöglicht zu überprüfen, ob sich in den Zellen einer Person Fragmente des genetischen Materials eines bestimmten Krankheitserregers oder eines Mikroorganismus befinden, die eine Krankheit verursachen.

Im Falle von 1 bis COVID -19 es versucht, die Anwesenheit eines Moleküls von Ribonukleinsäure (RNA, das genetische Material des Virus). Wenn es erscheint, bedeutet dies, dass der Patient infiziert ist.

- Was sind die Vor- und Nachteile dieser Methode?

Der PCR- Test hat den Vorteil, dass er sehr spezifisch ist, da er die Unterscheidung zwischen zwei sehr ähnlichen Krankheitserregern ermöglicht. Es ist auch sehr effektiv, da es das Virus in den frühen Stadien der Infektion erkennen kann.

Im Gegenteil, der Nachteil ist, dass es einige Stunden dauert, bis die Ergebnisse veröffentlicht werden, was in Notfällen ein Problem sein kann.

- *Wie wird dieser Test durchgeführt?*

Um diese Studie durchzuführen, müssen Sie zuerst eine Zellprobe vom Patienten erhalten. Dazu wird ein Tupfer in beide Nasenlöcher oder in den Rachen eingeführt und wiederholt auf die Schleimhaut gerieben.

Dieser Vorgang ist schmerzlos, kann jedoch zu leichten Beschwerden führen.

- *Was sind die Coronavirus-Schnelltests?*

Es handelt sich um Tests, bei denen Blutproben zum Nachweis der gegen die Krankheit produzierten Antikörper oder Atemproben zur Suche nach Virusproteinen verwendet werden.

Im Gegensatz zur PCR sind diese Tests ab dem fünften Tag der Infektion nützlich. Sie haben auch den Nachteil, dass sie nicht so effektiv und spezifisch sind.

- *Wie wird der Schnelltest durchgeführt?*

In diesem Fall wird die Probe platziert in einem t reaktiven Ärger mit Flüssigkeit, die Antikörper verursacht zu detektierenden.

Auf den Streifen erscheinen einige Bänder mit dem Ergebnis, wie in den Schwangerschaftstests.

- Wie lange dauert es, bis die Ergebnisse dieser Tests vorliegen?

Im Allgemeinen dauert der PCR-Test zwischen 4 und 6 Stunden. Aufgrund der hohen Nachfrage infolge der Pandemie kann die Wartezeit jedoch bis zu zwei Tage betragen.

Schnelltests ermöglichen es, Ergebnisse in 15 Minuten zu erhalten.

- Sind die Tests hundertprozentig effektiv?

Nein. Die Tests können fehlschlagen, obwohl eine Zuverlässigkeit von mehr als 80% erwartet wird.

- Was wird mit den Ergebnissen empfohlen?

Wenn die Prüfung positiv empfehlen, Durchführen eines zweiten Tests an ein Gen gerichtet SARS-CoV-2 verschiedenen zu bestätigen.

Bei negativem, aber anhaltendem Verdacht auf die Krankheit wird empfohlen, neue Proben von anderen Stellen der Atemwege zu entnehmen.

- Wer sollte sich diesen Studien unterziehen?

Personen, die als Verdachtsfälle aufgeführt wurden, sollten sich diesen Untersuchungen unterziehen, um das

Vorhandensein von SARS-CoV-2 und anderen Atemwegserregern zu untersuchen.

Aufgrund des Wachstums der Pandemie wird jedoch zunehmend empfohlen, dass sich mehr Menschen diesen Tests unterziehen. Zum Beispiel persönlicher Gesundheit und anderen wichtigen Einrichtungen und Menschen besonders anfällig, c omo älteren Menschen in Pflegeheimen, aber nicht ernst sein.

- Welche Kontrollen werden normalerweise bei Personen durchgeführt, die aus Regionen kommen, die eine lokale oder kommunale Übertragung der Krankheit melden?

Personen, die aus betroffenen Gebieten anreisen, lassen die Temperatur normalerweise an Flughäfen mit Wärmebildkameras und digitalen Thermometern kontrollieren, um mögliche Fälle von Coronavirus zu erkennen.

Es ist auch üblich, dass sie einen Fragebogen beantworten und sich bei Verdacht einer Bewertung unterziehen oder sie zu Tests in ein Krankenhaus überführen.

34. Röntgen- und Brusttomographie

- Wie sind die Ergebnisse von Röntgenaufnahmen des Brustkorbs bei Patienten mit COVID -19?

In den frühen Stadien zeigen diese Studien mehrere kleine unregelmäßige Schatten und interstitielle Veränderungen, insbesondere im peripheren Drittel der Brust, die dann zu bilateralen Trübungen des Grundglases und Lungeninfiltraten führen.

In schweren Fällen sehen sie Lungenkonsolidierungen und sogar "Bleaching" der Lunge.

Pleuraergüsse sind selten.

- Wie sind die Ergebnisse der Brust- CT-Scans bei Patienten mit COVID -19?

Bei diesen Patienten manifestiert sich das Virus mit bilateralen Grundglasbildern und konsolidierten Lungentrübungen.

Knotentrübungen, ein verrücktes Pflastermuster und eine periphere Verteilung des Zustands können zusätzliche nützliche Merkmale bei der Früherkennung sein.

Andererseits fehlen bei diesen Patienten charakteristischerweise Lungenkavitation, diskrete Lungenknoten, Pleuraergüsse und Lymphadenopathie.

Die Follow-up-Bilder zeigen wiederum ein leichtes oder mäßiges Fortschreiten der Krankheit, was sich in der Zunahme des Ausmaßes und der Dichte der Luftraumtrübungen äußert.

- Estos Studien dienen l diagnostizieren zu COVID -19?

Die Verwendung von Röntgenaufnahmen des Brustkorbs oder Computertomographie wird zur Diagnose dieser Krankheit nicht empfohlen, da die Ergebnisse nicht spezifisch für dieses Virus sind. Zum Beispiel führt ein Patient mit Grippe, die der ähnlich darstellen kann die COVID -19.

Im Gegenzug das Fehlen von Auffälligkeiten auf CT paraphieren nicht ausschließen aus dem Vorliegen einer Infektion mit diesem Virus. Dies kann daran liegen, dass die Inkubation mehrere Tage dauert, bis die Infektion zu abnormalen Untersuchungen führt.

Obwohl die Informationen aus diesen Studien nicht schlüssig sind, bieten sie auf jeden Fall einen interessanten Indikator, der berücksichtigt werden muss, um die Diagnose zu beschleunigen, die Behandlung einzuleiten und Patienten bei Bedarf zu isolieren.

35. Leichte Komplikationen

- Was sind die geringfügigen Komplikationen, unter denen diejenigen leiden, die mit diesem Virus infiziert sind?

Zusätzlich zu Fieber, Husten, Atemnot und Müdigkeit können bei infizierten Personen Kopfschmerzen, Halsschmerzen, verstopfte Nase und gastrointestinale Symptome wie Durchfall, Übelkeit und Erbrechen auftreten.

Viele Patienten mit COVID-19 leiden bereits vor Atemwegserkrankungen an Verdauungsstörungen.

36. Schwerwiegende Komplikationen

- Was sind die schwerwiegenden Komplikationen, unter denen diejenigen leiden, die mit diesem Virus infiziert sind?

In schweren Fällen leiden viele Patienten an Lungenentzündung (Entzündung der Lunge), akutem Atemnotsyndrom, septischem Schock, irreversibler metabolischer Azidose und Blutungsstörungen.

Bronchitis und Nieren- oder anderes Organversagen sind in dieser Gruppe ebenfalls häufig.

- Wer leidet normalerweise unter diesen schwerwiegenden Komplikationen?

Im Allgemeinen sind Patienten mit dieser Art von Komplikationen Menschen über 60 Jahre und solche mit schlechter Immunfunktion.

Auch diejenigen mit Atemwegs- oder Herz - Kreislauf - Erkrankungen, Diabetes, dis Leber- oder Nierenfunktion, Blutdruck und bestimmten Krebsarten.

- Haben erholte Patienten Lungenfolgen?

Während es ist noch sehr früh, Schlussfolgerungen zu ziehen, da die Krankheit sehr jüngste Fälle in der festgestellt wurden, ist die Lunge ist es eine Art von Fibrose.

Ebenso hängt dies auch vom Zustand des Organs vor der Krankheit ab.

37. Andere Komplikationen

- Welche anderen Komplikationen kann ich bei COVID -19 verursachen?

Dieser Zustand kann auch Ursache Herzschäden, auch bei Patienten, die nicht über n oben genannte Bedingungen im Herzen.

Die COVID-19 verursachen können Syndrome koronare Herzrhythmusstörungen und Entwicklung oder Verschlechterung der Herzinsuffizienz akut.

- Was verursacht diese Krankheit im Herz-Kreislauf-System?

Das Virus produziert eine große Entzündung, die die f verursacht ormationen der Gerinnsel Blut. Doch im Gegensatz zu dem üblichen Schlaganfall, Thrombose, die bewirkt, dass die COVID-19 tritt in sehr kleinen Arterien, Mikrozirkulation, die nicht den Katheter für die Angioplastie bekommen.

Dies erschwert das Bild erheblich, da sie nicht aufgedeckt werden können.

Teil V. Von der Gemeinschaft erworbene Lungenentzündung

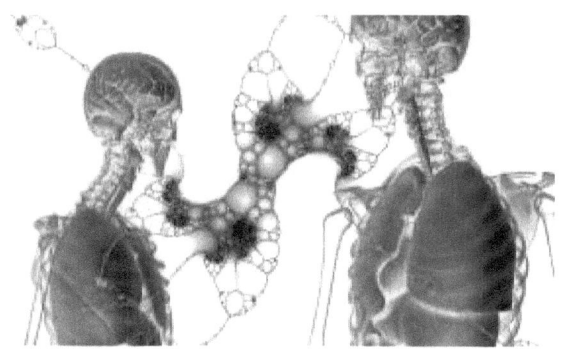

38. Konzepte

- Doktor Mario, was ist eine ambulant erworbene Lungenentzündung?

Lungenentzündung ist eine Atemwegsinfektion, bei der sich die Luftsäcke einer oder beider Lungen entzünden.

Der Begriff erworbene Gemeinschaft wird außerhalb von Krankenhäusern und anderen Einrichtungen, die sich der Gesundheitsversorgung widmen, vergeben.

- Was sind die Hauptsymptome einer Lungenentzündung?

Schilder am häufigsten sind d Geruch in der Brust, t Sie mit Auswurf, Müdigkeit, hohem oder niedrigem Fieber, Schüttelfrost, Atemnot, übermäßigem Schwitzen, Appetitlosigkeit, Übelkeit, Erbrechen und Durchfall.

Diese Symptome können je nach Keimart und allgemeinem Gesundheitszustand des Patienten von mittel bis schwer variieren.

39. Unterschied zur nosokomialen Pneumonie

- Was ist eine nosokomiale Pneumonie?

Es ist dasjenige, das in einem Krankenhaus oder einer anderen Einrichtung erworben wird, die sich der Gesundheitsversorgung widmet.

Diese Art der Lungenentzündung ist normalerweise schwerwiegender, da die Mikroben, die sie verursachen, resistenter gegen Antibiotika sind als die in der Gemeinschaft vorkommenden.

Auch weil die Patienten, die es bekommen, bereits krank sind, können sie sie nicht richtig bekämpfen.

- Wer ist einem höheren Risiko ausgesetzt, an dieser Art von Lungenentzündung zu erkranken?

Patienten, die auf Intensivstationen Atemschutzmasken finden, haben ein höheres Risiko, an dieser Krankheit zu erkranken.

Darüber hinaus kann es von Gesundheitspersonal übertragen werden, das von seinem Körper, seiner Kleidung oder seinen Instrumenten Mikroben von einem Patienten auf einen anderen übertragen kann. Daher ist es von größter Wichtigkeit, dass sie sich die Hände waschen und Sicherheits- und Hygienemaßnahmen treffen, um die Ausbreitung von Keimen im Krankenhaus zu verhindern.

Ebenso sollten Menschen, die Angehörige in Gesundheitszentren besuchen, Maßnahmen ergreifen, um die Ausbreitung zu verhindern.

40. Diagnosekriterien

- *Welche Tests werden durchgeführt, um eine Lungenentzündung zu bestätigen?*

Im Fall des Verdachts der Arzt wird überprüfen Sie die Lunge mit einem Stethoskop in der Suche nach Knistern oder abnormalen Atemgeräuschen. Außerdem werden Sie sicherlich eine Röntgen- oder CT-Untersuchung der Brust bestellen.

Andere übliche Tests sind arterielles Blutgas, um festzustellen, ob genügend Sauerstoff aus der Lunge in das Blut gelangt der Sputumtest, bei dem auf der Suche nach Mikroben Proben aus dem Organ entnommen werden; und eine Blutuntersuchung, um die Anzahl der weißen Blutkörperchen zu verifizieren und die Infektion zu bestätigen.

Der Arzt kann auch eine Bronchoskopie, in denen ist ein flexibles Rohr mit einer Kamera unterer Lunge; oder eine thoracocenté sis, die Flüssigkeit aus der Pleurahöhle zieht.

- *Was sind die diagnostischen Kriterien?*

Zu den diagnostischen Kriterien gehören der Beginn in der Gemeinde und das Vorhandensein der oben beschriebenen Symptome.

Auch e1 WBC (weiße Blutzellen) ist größer als 10x10 / 1 oder weniger als 4 x 10 / L, mit oder ohne Verschiebung nach links des Nucleus Neutrophilen.

Andererseits sollte die Röntgenuntersuchung unregelmäßige Infiltrate, segmentale Lobarkonsolidierung oder interstitielle Veränderungen mit oder ohne Pleuraerguss aufdecken.

Schließlich müssen andere nicht ansteckende Krankheiten ausgeschlossen werden.

41. Kausale pathogene Bakterien

- *Wie verbreitet sich die ambulant erworbene Lungenentzündung?*

Der häufigste Weg führt über Bakterien, Viren und Pilze, die sich in der Luft befinden oder durch Tröpfchen übertragen werden, die von infizierten Personen beim Husten oder Niesen abgegeben werden.

Keime werden normalerweise vom Körper daran gehindert, die Lunge zu schädigen, aber manchmal sind sie stärker als das Immunsystem.

- *Was sind die häufigsten pathogenen Bakterien und Pilze, die diesen Zustand verursachen?*

Die Bakterien sind die Ursachen häufig Lungenentzündung bei Erwachsenen. Am häufigsten sind Streptokokken.

Andere bakterielle Pathogene umfassen *Mycoplasma, Chlamydia, Klebsiella pneumoniae, Escherichia coli, Staphylococcus aureus, Pseudomonas aeruginosa* und *Acinetobacter baumannii*.

Andererseits ist eine Pilzpneumonie bei Menschen mit chronischen Gesundheitsproblemen oder einem geschwächten Immunsystem häufiger. Diese befinden sich im Boden oder im Kot von Vögeln und können je nach geografischer Lage variieren.

- *Was besteht die Behandlung der bakteriellen Lungenentzündung?*

Die bakterielle Lungenentzündung wird mit Antibiotika behandelt. Darüber hinaus kann der Arzt Hustenmittel, Fiebersenker und Schmerzmittel verschreiben.

Im Allgemeinen können Menschen mit ambulant erworbener Lungenentzündung ihre Krankheit von zu Hause aus behandeln.

Im Falle eines Krankenhausaufenthaltes erhält der Patient intravenös Flüssigkeiten und Antibiotika oder eine Sauerstofftherapie und möglicherweise Atembehandlungen.

42. Risikofaktoren und Prävention

- Was sind die Faktoren, die die Wahrscheinlichkeit einer Lungenentzündung erhöhen?

Wir können alle an einer Lungenentzündung leiden, aber die Krankheit ist bei Kindern unter 2 Jahren und Erwachsenen über 65 Jahren riskanter.

Unter den Faktoren, die die Chancen auf erhöhen sie sind die chronische Lungen- oder Herzerkrankungen, Leberzirrhose, Diabetes, Demenz, Schlaganfall, Hirnverletzungen und andere Erkrankungen.

Auch das Rauchen von Zigaretten oder ein geschwächtes oder unterdrücktes Immunsystem, wie z. B. Menschen mit HIV / AIDS , Menschen, die sich einer Organtransplantation unterzogen haben, oder Menschen, die eine Chemotherapie erhalten.

Darüber hinaus erhöht eine kürzlich durchgeführte Operation oder ein Trauma das Risiko.

- Wie kann eine ambulant erworbene Lungenentzündung verhindert werden?

Impfstoffe können helfen, einige Arten von Lungenentzündung zu verhindern, beispielsweise die durch das Grippevirus verursachte.

Auf der anderen Seite wird empfohlen, das Rauchen zu vermeiden, den Alkoholkonsum zu begrenzen und Ihre Hände regelmäßig zu waschen, insbesondere vor dem Zubereiten und Verzehr von Speisen und nach dem Toilettengang, dem Nasenblasen oder dem Wechseln der Windeln eines Babys.

Wenn Sie husten oder niesen, es ist wichtig, zu bedecken Nase und Mund mit seinem Arm, Gewebe oder Papiertücher Übertragung von Tropfen zu reduzieren.

Um ein gesundes Immunsystem aufrechtzuerhalten, ist es außerdem ratsam, nahrhaft zu essen, häufig Sport zu treiben und gut zu schlafen.

Schließlich ist es wichtig, Innenräume entweder mit natürlicher Belüftung oder mit Abluftventilatoren zu lüften.

43. Virale Lungenentzündung

- *Was ist eine virale Lungenentzündung?*

Es ist eine Entzündung oder Schwellung des Lungengewebes, die durch ein Virus verursacht wird. Diese Art der Lungenentzündung ist der häufigste Grund für die Krankheit bei Kindern unter 5 Jahren.

- Was sind die Viren, die eine Lungenentzündung verursachen?

Die häufigste virale Lungenentzündung wird durch das Influenzavirus verursacht.

Andere Krankheitserreger wie beispiels gehören zu dem Virus p arainfluenza, Rhinovirus, Adenovirus, Humanes Metapneumovirus, Virus Respiratory Syncytial und corona.

- Wie werden virale Pneumonien behandelt?

Im Gegensatz zu bakteriellen Infektionen werden diese Infektionen nicht mit Antibiotika behandelt, da sie keine Viren zerstören. In diesem Fall werden Virostatika verschrieben, insbesondere für die Grippe.

Die Behandlung kann auch Kortikosteroidmedikamente, erhöhte Flüssigkeiten, Sauerstoff und die Verwendung von Luftbefeuchtern umfassen.

44. Lungenentzündung durch COVID -19

- Wie ist der Prozess, durch den COVID -19 eine schwere Lungenentzündung erzeugt?

Das Coronavirus ist ein Atemwegsvirus und beginnt mit einer Infektion des Rachens. Sobald es sich zu vermehren beginnt, gelangt es zu den Bronchien und verursacht Reizungen und Husten.

Wenn sich die Situation verschlechtert, kann es den Bronchialkanal verlassen und die Lunge erreichen, was zu Entzündungen führt.

Wenn ein Teil des Gewebes dieses Organs betroffen ist, leidet der Patient an Atemproblemen. Wenn der Sauerstoff, den der Körper erhält, nicht ausreicht, sollten Sie ins Krankenhaus eingeliefert und an ein Beatmungsgerät angeschlossen werden.

- Welche Art von Patienten, die an l leiden an COVID -19 leiden Lungenentzündung?

Die meisten dieser Patienten sind ältere Erwachsene oder Menschen mit chronischen Lungenerkrankungen, Diabetes oder anderen chronischen Erkrankungen.

- Welche Arten von Symptomen zeigen diese Patienten?

Am häufigsten sind Fieber, Husten und Atemnot. Im Gegensatz dazu sind in Fällen, die eine Lungenentzündung verursachen, Anzeichen in den oberen Atemwegen nicht häufig.

45. Unterschiede zu anderen Lungenentzündungen

- Was ist der Unterschied zwischen verursacht durch die COVID -19 und andere Arten von Lungenentzündung?

Im Gegensatz zu bakterieller Lungenentzündung, verursacht durch die COVID -19 es kann nicht mit Antibiotika und ist hoch ansteckend behandelt werden.

Im Vergleich zu SARS und MERS sind die klinischen Manifestationen und Bildgebungsergebnisse ähnlich. Jedoch durch 1 erzeugt zu COVID -19 scheint zu mehr infektiös zu sein.

46. Akutes Atemnotsyndrom

- Was ist akutes Atemnotsyndrom?

ARDS ist eine potenziell tödliche Lungenerkrankung, die verhindert, dass ausreichend Sauerstoff in Lunge und Blut gelangt.

- Was kann diese Krankheit verursachen?

Dieses Syndrom kann durch direkte oder indirekte Lungenverletzungen wie Lungenentzündung,

Transplantation, septischen Schock, Trauma oder Einatmen von Erbrochenem oder Chemikalien verursacht werden.

E n, wenn COVID -19, und l ARDS DESARROLL auf durchschnittlich 8 Tage nach l bis zum Einsetzen der Symptome.

- *Was verursacht ein akutes Atemnotsyndrom?*

Dieser Zustand erzeugt eine Ansammlung von Flüssigkeit in den Luftsäcken (Alveolen), die den Durchgang von ausreichend Sauerstoff in den Blutkreislauf verhindert.

Diese Flüssigkeit führt wiederum dazu, dass die Lungen schwer und steif werden, wodurch ihre Expansionsfähigkeit verringert wird.

Menschen mit ARDS sollten zusätzlichen Sauerstoff erhalten und benötigen im Allgemeinen die Hilfe eines mechanischen Beatmungsgeräts zum Atmen.

- *Was sind die Symptome, die dieses Syndrom verursacht?*

Die häufigsten Anzeichen sind Atemnot, Husten, schnelle Herzfrequenz, niedriger Blutdruck, schnelles Ausatmen, Müdigkeit, Fieber und Bauchschmerzen.

- *Wie wird das akute Atemnotsyndrom behandelt?*

Derzeit gibt es keine spezifische Behandlung für ARDS. Ziel ist es, das medizinische Problem, das die Verletzung verursacht hat, anzugreifen und die Atemwege zu unterstützen, bis die Lunge verheilt ist.

Da die meisten Patienten eine mechanische Beatmung benötigen, werden sie in der Regel auf einer Intensivstation behandelt.

- *Was sind die Ergebnisse dieser Behandlung?*

Jeder dritte Patient mit dieser Krankheit stirbt. Von denen, die überleben, stellen die meisten ihre normale Lungenfunktion wieder her, während andere bleibende Schäden erleiden.

47. Sepsis der Atemwege und septischer Schock

- *Was ist Atemsepsis?*

L zu einer Sepsis ist eine durch eine Reaktion verursachte Krankheit ernst und entzündliche des Körpers auf eine Infektion.

Es wird nicht durch das Virus oder die eindringenden Bakterien verursacht, sondern durch die Chemikalien, die derselbe Organismus in den Blutfluss abgibt, um sich gegen diesen Angriff zu verteidigen.

Dies erzeugt Veränderungen, die mehrere Körpersysteme beschädigen können.

Eine Sepsis der Atemwege kann als Folge einer Lungenentzündung auftreten.

- Was sind die Symptome einer Sepsis?

Angesichts einer bestätigten Infektion sind die Anzeichen dieser Krankheit Veränderungen des psychischen Status, schnelles Atmen, Schüttelfrost, Schwindel, niedriger Blutdruck und schneller Herzschlag.

- Was ist ein septischer Schock?

Es ist eine Krankheit, die auftritt, wenn eine allgemeine Infektion des Körpers einen schweren niedrigen Blutdruck verursacht.

- In welchen Fällen kann die Sepsis fortschreiten und einen septischen Schock verursachen?

Dies tritt auf, wenn abnormale Veränderungen im Kreislaufsystem, in den Körperzellen und in der Art und Weise auftreten, wie der Körper Energie verbraucht.

Der septische Schock ist ein medizinischer Notfall und erfordert dringend Aufmerksamkeit.

48. Zusätzliche Atemkomplikationen

- Welche zusätzlichen Komplikationen der Atemwege kann eine Lungenentzündung verursachen?

Diese Krankheit kann die Ursache Bakterien in den Blutstrom aus der Lunge eintritt Ausbreitung der Infektion auf andere Organe und verursachen ein Organversagen.

Auf der anderen Seite kann Eiter bilden oder anreichern Flüssigkeit in die Höhlung Lunge ist.

49. Versagen mehrerer Organe

- Was passiert, wenn sich die Infektion, die eine Lungenentzündung verursacht, verschlimmert?

Schwere Fälle können zu Atem-, Leber- und Herzinsuffizienz führen.

Andererseits ist mit fortschreitender Sepsis die Durchblutung lebenswichtiger Organe wie Gehirn, Herz und Nieren betroffen.

Darüber hinaus kann es zur Bildung von Blutgerinnseln in Armen, Beinen, Fingern und Organen kommen, was zu Brandwunden führt.

50. Medizinische Entlassung wegen Lungenentzündung

- Ist der Patient, der wegen einer Lungenentzündung entlassen wurde, vollständig genesen?

Nein, der Patient setzt normalerweise seine Symptome fort, obwohl er entlassen wurde. Im Allgemeinen dauert es zwischen einer und zwei Wochen, bis Husten, Schlaf, Ernährung und Energie wieder normal sind.

- Welche Pflege sollte nach der Entlassung von zu Hause aus aufrechterhalten werden?

Um die Genesung zu beschleunigen und Komplikationen zu vermeiden, wird empfohlen, heiße und feuchte Luft einzuatmen, sich ausreichend auszuruhen, viel Flüssigkeit zu trinken und die vorgeschriebenen Medikamente einzunehmen.

In einigen Fällen kann die Verwendung von Sauerstoff erforderlich sein. Schließlich ist es wichtig, nicht zu rauchen oder Alkohol zu trinken.

Teil VI. Hohes Sterblichkeitsrisiko

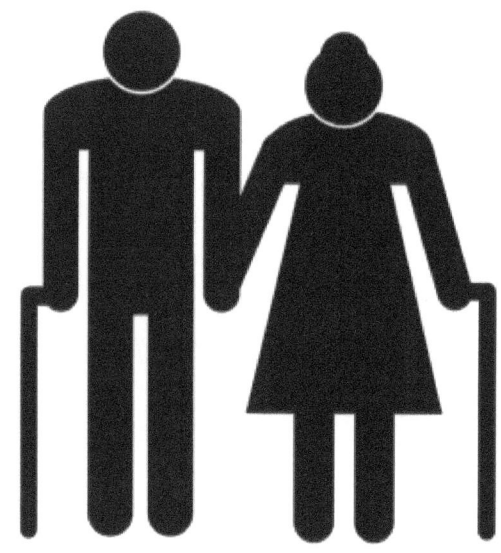

51. Ältere Menschen

- Warum ältere Menschen sind in Gefahr, wenn sie mit infiziert werden die COVID-19?

Dafür gibt es mehrere Gründe. Erstens haben ältere Erwachsene ein geschwächtes Immunsystem, das länger braucht, um auf durch das Virus verursachte Infektionen zu reagieren.

Darüber hinaus haben sie aufgrund des Alters eine größere Anzahl von Grunderkrankungen, die die Erkrankung komplizieren.

Auf der anderen Seite, ältere Menschen sind besonders anfällig für Bedingungen Atem, die können dazu führen, r Pneumonie und Lungen sind nicht so stark, wie wenn es war n j oder sieht es.

- Was sind die Statistiken zur Mortalität durch das Virus bei älteren Erwachsenen?

Es wird geschätzt, dass etwa 15% der vom Virus betroffenen Patienten über 80 Jahre sterben.

Zum Vergleich: Bei Personen unter 50 Jahren sinkt die Zahl auf weniger als ein Prozent.

52. Raucher

- Was sind die gesundheitlichen Auswirkungen des Rauchens?

Rauchen betrifft die meisten Organe des Körpers. Unter anderem kann es Krebs, Lungenerkrankungen, Schäden und Verdickungen von Blutgefäßen, Blutgerinnseln, Schlaganfällen und Sehstörungen verursachen.

Auch das Rauchen während der Schwangerschaft erhöht das Risiko für Mutter und Kind.

- Beeinträchtigt Rauchen das Immunsystem?

Ja, dieser Mangel führt zu einer Erhöhung der Konzentration von Nikotin im Blut, was dazu führen kann, Vasospasmus und vorübergehende Hypoxie in den Organen. Darüber hinaus schädigt ein verringerter Sauerstoffgehalt der Atemwege und Eingeweide das Immunsystem und seine Fähigkeit, auf Infektionen zu reagieren.

- Warum birgt Rauchen bei Patienten mit COVID -19 mehr Risiken?

Zusammen mit der Schädigung des Immunsystems, Rauchen verursacht Reizung der kontinuierlichen und nachhaltigen s Weg s Air s, die virale Infektionen, fördert als die COVID -19.

Untersuchungen in China haben gezeigt, dass Raucher mit dem Virus 14-mal häufiger an einer Lungenentzündung erkranken und an bakteriellen Infektionen leiden.

Auf der anderen Seite, Zigarettenrauch führt zu Finger und l os Zigaretten sind in Kontakt mit dem Mund, der erhöht die s Möglichkeit der Übertragung des Virus ist.

53. Alkoholismus

- Welche Auswirkungen hat Alkoholismus auf die Gesundheit?

Übermäßiges Trinken von Alkohol verursacht Lebererkrankungen wie Fettleber und Leberzirrhose und erhöht das Risiko für bestimmte Krebsarten. Es schädigt auch das Gehirn und andere Organe und schwächt das Immunsystem.

Alkoholismus erhöht auch das Risiko von Autounfällen, Verletzungen, Morden und Selbstmorden und ist schädlich für die Schwangerschaft.

- In sozialen Netzwerken ging das Gerücht um, dass das Trinken von Alkohol die Ausbreitung von COVID verhindert. 19. Ist das wahr.

Nein, das ist völlig falsch. Trinken zum Cohol nicht hilft oder verhindern die Ausbreitung von l zu COVID -19. Im Gegenteil, sein Verbrauch ist negativ, da er die Abwehrfähigkeit des Organismus verringert und die Organe schädigt.

54. Asthma bronchiale

- Was ist Asthma?

Asthma ist eine Krankheit, bei der die Atemwege anschwellen und sich verengen und mehr Schleim produzieren. Dies kann zu Atemnot, Atemnot, Husten und Keuchen führen.

- Was verursacht Asthma?

Asthma tritt auf, wenn eine Schwellung der Atemwege auftritt. Dies kann durch Einatmen bestimmter in der Luft vorkommender Substanzen wie Pollen, Hausstaubmilben, Schimmel, Schuppen oder Fell von Haustieren verursacht werden.

Darüber hinaus kann es auch durch Stresssituationen, Bewegung, kalte Luft oder den Konsum bestimmter Medikamente ausgelöst werden.

- *Warum Asthmatiker sind stärker gefährdet von l zu COVID -19?*

Asthma macht die Atemwege anfälliger für Infektionen, insbesondere solche, die durch Viren verursacht werden. Diese in der Regel erzeugt eine erhöhte bronchiale Entzündung bei diesen Patienten, bronchiale Hyperreagibilität und induziert ein erhöhtes Risiko für Asthma - Anfall.

- *Was soll ich tun, Asthmatiker gegen l zu COVID -19?*

Es ist wichtig, dass diese Patienten folgen der Behandlung vorgeschrieben von Ihrem s Arzt s zur Kontrolle von Asthma. Dies beinhaltet die tägliche Anwendung Ihrer vorbeugenden Inhalationsdosis, um das Risiko eines Anfalls zu verringern.

Contario als eine leichte Entzündung bronchiale kann motivieren diese sind anfälliger für Infektionen der Atemwege s.

Sie sollten auch vorbeugende Maßnahmen befolgen, die allen gemeinsam sind, z. B. häufiges Händewaschen.

- *Wie die Symptome eines Asthma verursacht Angriff durch differenzierte dem COVID -19?*

Die Infektion verursacht durch die COVID-19 in der Regel umfassen Fieber, Husten und Atemnot während Asthmaanfall in der Regel nicht sind Fieber und wird durch Keuchen, einen scharfen Ton an den Durchgang von Luft durch die Atemwege aus.

55. Herz-Kreislauf-Erkrankungen

- Was ist eine Herz-Kreislauf-Erkrankung?

Es ist ein Begriff, der verwendet wird, um Probleme mit dem Herzen und den Blutgefäßen zu erfassen. Dies umfasst unter anderem Krankheiten wie koronare Herzerkrankungen, Herzinsuffizienz, Arrhythmien, Herzklappenerkrankungen, Schlaganfall, Bluthochdruck und angeborene Herzerkrankungen.

- Warum Patienten mit diesen Krankheiten sind bei größerem Risiko von l zu COVID-19?

Dies ist aufgrund der mehr direkten und indirekten Komplikationen, die das Virus verursachen können, wie Schäden aus der akuten myokardialen Myokarditis, Arrhythmien und venösen Thromboembolien.

Im Gegenzug zu steuern viele der Behandlungen, die verwendet werden, um die COVID -19 hat auch Auswirkungen Seitenherzniveau negativ.

Andererseits wurde entdeckt, dass das Virus das Herz schädigen kann, selbst bei Patienten, die keine früheren Erkrankungen hatten. Dies liegt daran, erzeugt ein verursachte Quellen durch die formationen der Gerinnsel Blut.

56. Chronische Lungenerkrankung

- Was ist eine chronische Lungenerkrankung?

Es ist eine häufige Erkrankung in der Lunge, die verhindert, dass sie richtig funktioniert. Es umfasst Krankheiten in den Atemwegen, die Sauerstoff transportieren, im Lungengewebe und in den Blutgefäßen dieses Organs.

- Warum Menschen mit chronischen Lungenerkrankungen sind am meisten gefährdet von l bis COVID -19?

Diese Patienten haben häufiger Entzündungen in der Lunge und Bluthochdruck in den Arterien, die Blut zu diesen Organen befördern.

Darüber hinaus erhöhen diese Beschwerden das Risiko für Anfälle und Herzinsuffizienz sowie für Lungenkrebs.

57. Diabetes mellitus

- Was ist Diabetes mellitus?

Die d IABETES m ellitus oder d 2 IABETES Typ ist eine chronische Erkrankung, die verhindert, dass die richtigen Glucosestoffwechsel, so dass es im Blut ansammeln.

Dies kann durch ein Defizit in der Insulinproduktion in der Bauchspeicheldrüse oder durch eine Resistenz der Zellen gegen dieses Hormon verursacht werden.

Dieser Zustand betrifft sowohl Erwachsene als auch Kinder und kann, wenn er nicht behandelt wird, zu langfristigen Schäden an Herz, Blutgefäßen und Nieren, Augenproblemen, Polyneuropathien und schweren Fußgeschwüren führen.

- Warum Menschen mit Diabetes haben ein höheres Risiko von l zu COVID -19?

Dies liegt daran, dass eine Coronavirus-Infektion aufgrund von Schwankungen des Blutzuckerspiegels möglicherweise schwieriger zu behandeln ist.

Darüber hinaus ist das Immunsystem betroffen, was die Bekämpfung des Virus erschwert.

Andererseits kann Diabetes zu anderen Komplikationen führen, wie Herzerkrankungen und Schlaganfall,

Nierenschäden und Nervenschäden, die die Erkrankung weiter erschweren.

58. Chronische Nierenerkrankung

- Was ist eine chronische Nierenerkrankung?

Es ist eine Krankheit, die den allmählichen Verlust der Nierenfunktion mit sich bringt.

Diese Organe sind für die Filterung von Abfällen und überschüssigen Flüssigkeiten in Form von Urin verantwortlich. Sie sind auch dafür verantwortlich, die im Blut zirkulierenden Salze und Mineralien wie Kalzium, Phosphor, Natrium und Kalium auszugleichen und helfen, den Blutdruck zu kontrollieren.

- Warum Menschen mit chronischer Nierenerkrankung sind stärker gefährdet von l zu COVID -19?

Diese Patienten stellen ein höheres Risiko dar, da die Krankheit ein Immundefizit und damit verbundene Beschwerden wie Anämie, Veränderungen des Zuckerspiegels, Herz-Kreislauf-Probleme, Leberschäden und Lungenödeme mit sich bringt.

Menschen, die eine Hämodialyse benötigen, verbringen mehr Zeit in Transport- und geschlossenen Sanitärräumen, was Ansteckung und gesundheitliche Komplikationen begünstigt.

59. Hypothyreose

- Was ist Hypothyreose?

E l Hypothyreose und s eine Krankheit, in denen die Schilddrüse nicht der Fall ist produzieren genügend Schilddrüsenhormon. Diese Drüse ist eine der wichtigsten im Körper und ihre Aktivität beeinflusst den Stoffwechsel und die meisten Körperfunktionen wie Herzfrequenz und Blutdruck.

Dass es im Körper übliche Spiegel dieses Hormons gibt, ist für ein normales Wachstum und eine normale Entwicklung in der Kindheit sowie für die Funktion des Gehirns während des gesamten Lebens von wesentlicher Bedeutung.

- Warum Menschen mit Hypothyreose ist ein höheres Risiko von l zu COVID -19?

Es wird angenommen, dass diese Patienten einem höheren Risiko ausgesetzt sind, da ihre Hauptursache die Hashimoto-Krankheit ist, eine Autoimmunerkrankung, bei der das Immunsystem selbst versehentlich gesunde Zellen im Körper angreift.

Derzeit gibt es jedoch keine spezifischen Daten, die bestätigen, dass Patienten mit dieser Art von Krankheit ein höheres Risiko haben, schwerwiegendere Komplikationen von COVID-19 zu entwickeln.

Wenn es jedoch nicht richtig behandelt wird, kann eine Hypothyreose Infektionen, Herzprobleme und periphere Neuropathie verursachen, unter anderem Komplikationen, die das allgemeine Bild des Patienten beeinträchtigen können. Daher ist es wichtig, die Pflege zu verbessern.

60. Nebenniereninsuffizienz

- Was ist Nebenniereninsuffizienz?

Es ist ein Zustand, der auftritt, wenn die Nebennieren nicht genug Hormone produzieren.

Es ist eine seltene Erkrankung, die jeden Menschen jeden Alters betreffen und, wenn sie nicht behandelt wird, zum Tod führen kann. Es wird normalerweise durch ein Problem mit dem Immunsystem verursacht.

Unter anderem ermöglichen die von den Nebennieren produzierten Hormone ein normales Wachstum und regulieren den Stoffwechsel, das Energieniveau, den Blutdruck und die Stressreaktion.

- Warum Menschen mit Nebennieren - Insuffizienz sind stärker gefährdet von l zu COVID -19?

Diese Patienten nehmen häufig Glukokortikoide ein, Medikamente, die die Wirkung von Hormonen nachahmen, die der Körper auf natürliche Weise in den Nebennieren produziert.

Dies kann machen Sie ein anfälliger zu l zu COVID -19, weil diese Medikamente das Immunsystem unterdrücken. Darüber hinaus können sie auch schwerwiegendere Erkrankungen erleiden, da Glukokortikoide ihre eigene Steroidreaktion auf eine Infektion unterdrücken.

Andererseits besteht bei diesen Patienten das Risiko einer Nebennierenkrise als Folge eines sehr niedrigen Cortisolspiegels im Blut. Dies führt zu Durchfall, Erbrechen, Austrocknung und einem Zuckerabfall im Körper, der sofortige Aufmerksamkeit erfordert.

In Außerdem l als Menschen mit dieser Krankheit in der Regel leiden von Autoimunerkrankungen assoziiert das, wie Diabetes, chronische Thyreoiditis, Hypoparathyreoidismus, Hodeninsuffizienz, Perniziosa und Hyperthyreose, das macht die COVID -19 ernster.

61. Fettleibigkeit

- Was ist Fettleibigkeit?

Fettleibigkeit ist eine chronische Krankheit, die durch eine übermäßige Ansammlung von Fett im Körper gekennzeichnet ist und das Risiko für die Gesundheit der Person deutlich erhöht.

Jemand gilt als fettleibig, wenn der Fettanteil bei Männern 25% des Körpergewichts und bei Frauen 33% übersteigt.

- Warum übergewichtigen Menschen sind stärker gefährdet von l zu COVID -19?

Diese Patienten sind stärker gefährdet, da Fettleibigkeit verursacht eine entzündliche Erkrankung chronische und erhöhte Herz - Kreislauf- und Atemwegserkrankungen, mit Diabetes, Bluthochdruck und die Schlafapnoe, die die Schwere der Erhöhung l bis COVID 19.

62. HIV / AIDS

- Was ist HIV?

Das Human Immunodeficiency Virus (HIV) ist ein Virus, das sexuell, über das Blut oder die

Muttermilch übertragen wird und AIDS verursacht, eine Krankheit, die das Immunsystem schwächt.

Wenn sich eine Person mit diesem Virus infiziert, bleibt es lebenslang im Körper.

Dieser Zustand wird mit Medikamenten behandelt, die die Fortpflanzung des Virus verhindern.

- Warum Menschen mit HIV / AIDS sind stärker gefährdet von l zu COVID -19?

Da dieses Virus das Immunsystem schädigt, besteht bei diesen Patienten ein höheres Infektionsrisiko. Allerdings Studien bisher keinen Hinweis, dass Menschen mit HIV und ein stärkeres Immunsystem sind eher betroffen ist der COVID -19 oder Infektion entwickelt sich mit größerer Strenge.

In jedem Fall ist es notwendig, die Forschung zu diesem Thema zu erweitern.

63 . Bösartige Tumoren

- Was sind bösartige Tumoren?

Ein bösartiger oder krebserzeugender Tumor ist eine Krankheit, die durch die Transformation von Zellen gekennzeichnet ist, die sich schnell und unkontrolliert vermehren und aufgrund von Änderungen ihrer genetischen Struktur nicht normal absterben.

- Warum Menschen mit bösartigen Tumoren sind stärker gefährdet von l zu COVID -19?

Diese Patienten sind stärker gefährdet, weil das tritt potenziell gegen diese Krankheit, vor allem Chemotherapie, neigen zu schwächen das Immunsystem, wodurch die Fähigkeit, Infektionen zu bekämpfen.

- Los Patienten Hormontherapie für Brustkrebs oder Eierstock empfangen Krebs haben ein höheres Risiko, an den COVID -19 oder haben eine schwere Krankheit?

Momentan gibt ist kein Beweis dafür, dass eine Hormontherapie das Risiko einer Erhöhung kann die COVID -19 oder eine schwere Krankheit hat. Die meisten dieser Therapien unterdrücken das Immunsystem nicht.

64 . Transplantiert

- Warum sind Transplantatempfänger im Vergleich zu COVID -19 einem höheren Risiko ausgesetzt?

Dies liegt daran, dass sie Immunsuppressiva einnehmen, ein Medikament, das das Risiko einer Abstoßung des transplantierten Organs verringert, aber die Abwehrkräfte senkt.

Diese Patienten sind wiederum nach einer Transplantation in einem Moment besonderer Anfälligkeit.

65 . Steroidgebrauch

- *Was sind Steroide?*

Die e Steroide zu nabólicos sind männliche Geschlechtshormone oder synthetische Substanzen auf Basis von ihnen, die für verschiedene Zwecke verwendet werden.

Im Bereich der Medizin werden sie zur Behandlung von hormonellen Problemen, der späten Pubertät und dem Verlust von Muskelmasse infolge verschiedener Krankheiten eingesetzt.

In Sport und Leichtathletik werden sie zur Leistungssteigerung eingesetzt. Der Verzehr ist jedoch illegal und kann zu ernsthaften Gesundheitsproblemen führen.

- *Welche unerwünschten Effekte kann seine Verwendung erzeugen?*

Steroide können verursachen Probleme schweres Herz, einschließlich Schlaganfall, und die Entwicklung der Leber oder Hodentumoren.

Andere unerwünschte Wirkungen sind Unfruchtbarkeit, schwere Akne, erhöhter Blutdruck, aggressives und gewalttätiges Verhalten, abnorme Cholesterinspiegel, psychiatrische Störungen und Drogenabhängigkeit.

- Warum Menschen Steroide sind stärker gefährdet von unter 1 bis COVID -19?

Es hat sich gezeigt, dass diese Substanzen die Fähigkeit des Immun - System beeinflussen und kämpfen, um l zu COVID -19 und anderen Infektionen.

Darüber hinaus brauchen Menschen, die sie konsumieren, länger, um das Virus aus ihrem Körper zu entfernen.

66 . Immunsupprimiert

- Was ist ein immunsupprimierter Patient?

Es ist ein Patient, dessen System Inmun und arbeitet unter der Rate normal, das macht es anfälliger für Infektionen.

Dieser Zustand kann durch die verursacht werden, HIV / AIDS, die Leukämie, Diabetes ein Transplantationsorgan, Krebs, Unterernährung, Einnahme bestimmter

Medikamente und bestimmte genetische Erkrankungen, unter anderen Möglichkeiten.

- Warum immunsupprimierten Menschen sind stärker gefährdet von l zu COVID -19?

Diese Patienten sind einem erhöhten Risiko von Virusinfektionen wie der COVID -19, wie sie ihre Fähigkeit zur Bekämpfung vermindert haben sie.

67 . Geisteskrank und behindert

- Warum die psychisch kranke und behinderte sie sind stärker gefährdet von l zu COVID -19?

Diese Menschen sind gefährdet, weil sie zwar kein spezifisches Gesundheitsproblem haben, aber einen höheren Pflegebedarf haben.

Pflichtisolationsmaßnahmen und Sättigung der Gesundheitssysteme von der Pandemie durch resultierende die COVID -19 diese gefährdete Öffentlichkeit gefährden, dass in vielen Fällen hängen von sozialer und persönlichen Unterstützung.

E l soziale Distanzierung kann ungeschützt die zum Beispiel erfordern von Unterstützung für das Essen, Ankleiden oder ein Bad zu nehmen.

Teil VII. Globale und kommunale Epidemiologie

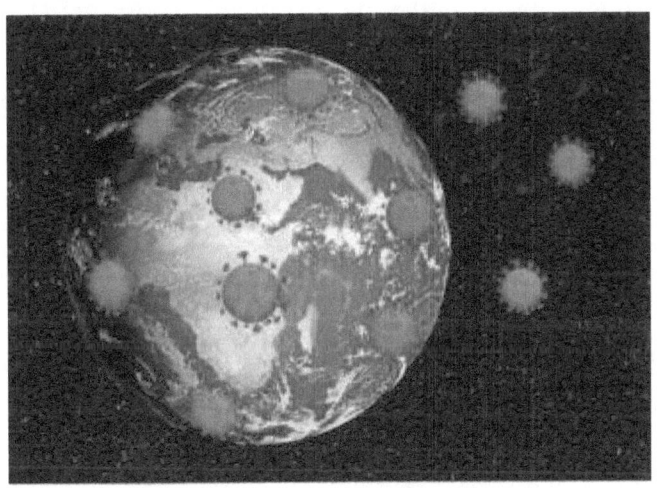

68 . Epidemien in der Geschichte der Menschheit

- Was die Menschheit andere Epidemien konfrontiert, bevor d e l bis COVID -19?

Epidemien sind seit der Antike eine Konstante in der Geschichte.

Zu den tödlichsten zählen die Justinianische Pest (541-542), der Schwarze Tod (1346-1353), Pocken (1520), die Spanische Grippe (1918-1920) und HIV / AIDS (seit 1981). Jeder von ihnen verursachte zwischen 25 und 50 Millionen Todesfälle.

Auch können wir die Antonine Plague (165-180) nennen, die Dritter Plague (1855), die Influenza - R verwendet (1889-1890) den C Olera (1817-1923), die Influenza A Ischias (1957-1958) und Grippe Hong Kong (1968-1970).

Zu den jüngsten zählen die Schweinegrippe (2009-2010), Ebola (2014-2016) und die durch Coronaviren verursachten.

69 . Frühere Coronavirus-Epidemien

- Was waren die früheren Epidemien, die durch Coronaviren verursacht wurden?

Vor dem aktuellen wurden zwei Fälle registriert. Das erste Auftreten war das schwere akute respiratorische Syndrom (SARS-CoV) zwischen November 2002 und Juli 2003. Es begann in Südchina und gipfelte in 17 Ländern mit Infizierten, obwohl die meisten Fälle in China und Hongkong waren. Es verursachte 800 Todesfälle mit einer Letalität von 9,6%.

Das zweite war das Atemwegssyndrom im Nahen Osten (MERS-CoV) im Juni 2012. Der erste Fall wurde in Saudi-Arabien registriert und dann auf 27 Länder in Asien, Europa, Afrika und Nordamerika übertragen. Es war tödlicher als das vorherige (34,5%) und verursachte 850 Todesfälle.

70 . Beginn, Entwicklung und Ende der Pandemie

- Was sind die Phasen einer Pandemie?

Die Pandemie ist eine Epidemie, die alle betrifft die Welt. Nach Angaben der Weltgesundheitsorganisation ist es in 7 Phasen unterteilt.

Im ersten Fall zirkuliert das Virus zwischen Tieren und eine Übertragung auf den Menschen wird nicht berichtet.

Im zweiten Fall infiziert das in Haus- und Wildtieren vorhandene Virus den Menschen.

In der dritten Phase erwerben kleine Gruppen von Menschen die Infektion. Ansteckung tritt nur begrenzt und unter bestimmten Umständen auf. Die Tatsache, dass das Virus zwischen Menschen übertragen wird, bedeutet nicht unbedingt, dass es eine Pandemie auslösen wird.

Im vierten Fall wird die Übertragung zwischen Menschen überprüft und das Virus erzeugt in Gemeinden Ausbrüche der Krankheit. In diesem Stadium steigt das Risiko einer Pandemie, bedeutet aber nicht unbedingt, dass sie kommt.

Im fünften Fall verbreitet sich das Virus unter Menschen in mindestens zwei Ländern derselben Region. Zu diesem Zeitpunkt steht die Pandemie unmittelbar bevor und die Zeit für Maßnahmen zur Abschwächung der Infektion ist kurz.

In der sechsten oder aktuellen Pandemie breitet sich die Krankheit in verschiedenen Regionen der Welt aus.

Im siebten Virus Es erreicht eine Spitze und Ebenen der Krankheit reduziert. Es ist jedoch ungewiss, ob es in Zukunft weitere Wellen geben wird.

71 . Möglichkeiten lokaler Endemiten

- Was ist ein lokaler Endemit?

Die Endemie bezieht sich auf den Zustand einer Infektionskrankheit, die ein bestimmtes Land oder eine bestimmte Region dauerhaft oder regelmäßig betrifft.

Dies führt zu einem Zustand, der eine Zeit lang an einem bestimmten Ort anhält und eine erhebliche Anzahl von Menschen angreift. Die Zahl variiert jedoch nicht dramatisch und ist immer stabil.

Die Krankheit kann schwerwiegend sein oder auch nicht, und irgendwann kann sie zu einer Epidemie werden.

- Was ist die Ursache für diese Endemiten?

Im Allgemeinen treten sie aufgrund wirtschaftlicher, kultureller, sozialer, ökologischer und biologischer Faktoren auf.

Zum Beispiel können sie unter anderem auf mangelnde Prävention, sanitäre Grundversorgung und Wasserkontrolle, auf bestimmte klimatische Bedingungen, die eine Ansteckung begünstigen, oder auf die Anfälligkeit von Menschen zurückzuführen sein.

- Was sind einige Beispiele für endemische Krankheiten?

Unter ihnen können wir Malaria, Chagas-Krankheit, Dengue-Fieber, Gelbfieber, Tuberkulose und Keuchhusten erwähnen, die bestimmte Regionen der Welt befallen.

72 . Lokale, nationale und internationale Maßnahmen

- Welche Maßnahmen werden auf lokaler Ebene empfohlen, um die Pandemie zu stoppen?

Auf lokaler Ebene wird empfohlen, dass die Menschen zu Hause bleiben, sich von Kranken fernhalten und den persönlichen Kontakt mit anderen so weit wie möglich einschränken.

Dazu gehört auch, Händeschütteln zu vermeiden, andere zu umarmen oder zu küssen und gefährdete Zielgruppen nicht zu besuchen, z. B. in Pflegeheimen oder Krankenhäusern, Babys oder Menschen mit geschwächtem Immunsystem.

In Außerdem ist es ratsam, die Bürger Gesundheitszentren in Fällen zu konsultieren Risiko von COVID -19 und folgt der allgemeine Pflege zu verhindern Infektion, wie das Waschen der Hände regelmäßig.

In Bezug auf die Verwendung von Gesichtsmasken sollten die Anweisungen des örtlichen Gesundheitsdienstleisters befolgt werden.

- Welche Maßnahmen werden auf nationaler Ebene empfohlen, um die Pandemie zu stoppen?

Wenn das Virus landesweit auftritt, können die Behörden Maßnahmen zur sozialen Distanzierung ergreifen, um das Potenzial für die Übertragung der Krankheit zu verringern.

Dies kann nicht wesentliche allgemeine Quarantänen mit der Schließung von Fabriken, Büros, Banken, Schulen, Theatern, Kinos, Einkaufszentren, Restaurants, Fitnessstudios und Geschäften sowie die Aussetzung von Shows und sportlichen, kulturellen und sozialen Veranstaltungen umfassen.

Auch die Schließung der Grenzen und das Verbot, ohne Begründung auszugehen.

Die Umsetzung dieser Praktiken erfordert eine breite Beteiligung der Gemeinschaft und eine kontinuierliche und transparente Kommunikation im Bereich der öffentlichen Gesundheit.

- Welche Maßnahmen werden auf internationaler Ebene empfohlen, um die Pandemie zu stoppen?

Auf internationaler Ebene sollen humanitäre Hilfe und gemeinsame Arbeit die Krankheit kontrollieren und eine Heilung finden.

Mit Ausnahme der allgemeinen Empfehlungen der Weltgesundheitsorganisation wurden derzeit jedoch nur individuelle Antworten von Ländern auf der Grundlage ihrer eigenen Interessen und Bedürfnisse gesehen, und es war nicht möglich, das Problem global mit Maßnahmen anzugehen Gemeinschaft.

Die Pandemie stellt ein globales Krisenszenario dar, das neben der Gesundheit aufgrund der Lähmung der Aktivitäten auch wirtschaftlich ist.

Daher müssen die auf internationaler Ebene ergriffenen Maßnahmen Hilfe und Zusammenarbeit in beiden Bereichen umfassen.

73 . Quarantäne und soziale Isolation

- Was ist eine Quarantäne?

Die Quarantäne ist eine präventive Isolierung l, die ausgesetzt ist, auf eine Person oder ein Tier für einen bestimmten Zeitraum, aus gesundheitlichen Gründen s.

Sie gilt für diejenigen, die waren expuest oder s zu einer übertragbaren Krankheit, aber nicht unbedingt infiziert. Ziel ist es, während dieses Vorgangs zu überprüfen, ob die Person Anzeichen der Krankheit zeigt oder nicht.

- Was ist Quarantäne und soziale Isolation?

Diese s als s dient n zu reduzieren, die Kettenübertragung. Durch die Verringerung der Anzahl infizierter Personen werden schutzbedürftige Bevölkerungsgruppen geschützt und der Bedarf an Krankenhausversorgung verringert, wodurch der Zusammenbruch des Gesundheitssystems verhindert wird.

- Warum sind COVID -19 Quarantänezeiten von 14 Tagen?

Dies liegt daran, dass die maximale Zeit zwischen der Infektion einer Person und dem Auftreten der Krankheitssymptome 14 Tage beträgt.

Auf diese Weise infiziert verhindert Menschen ohne Anzeichen weiterhin die Übertragung der Krankheit auf andere, ohne zu wissen es.

74 . Individueller Schutz für die Kranken

- Was sollte eine Person tun, wenn sie glaubt, mit COVID - 19 infiziert zu sein?

Dann sollte die Person wird in Kontakt gebracht der Form sofort an für die bezeichnete lokale Institution der Bewertung, die Diagnose und die Behandlung der Krankheit.

Wenn Sie nicht dringend ärztliche Hilfe benötigen, wird Ihnen höchstwahrscheinlich empfohlen, sich zu Hause zu isolieren und Ihre Symptome zu lindern.

- Welche Schutzmaßnahmen sollten in diesen Fällen getroffen werden?

Soweit möglich, sollte der Patient bleibt von anderen Menschen weg und den Haustieren, die Sie in haben das Haus. Außerdem sollten Sie keine Besuche erhalten oder Ihr Zuhause verlassen, es sei denn, Sie benötigen dringend Pflege.

Wenn Sie mit anderen zusammenleben, müssen Sie im selben Raum einen Kinnriemen verwenden, der Ihren Mund bedeckt, solange dies Ihre Atmung nicht behindert.

Wenn die Bedingungen dies zulassen, sollten Sie sich idealerweise in einem vom Rest getrennten Raum aufhalten und ein anderes Badezimmer benutzen. Es wird auch empfohlen, dass Sie Ihr eigenes Geschirr, Gläser, Besteck, Bettwäsche und Handtücher verwenden und diese nicht mit anderen teilen.

Wenn Sie husten oder niesen, sollten Sie dies in einem Einweg-Taschentuch tun und Ihre Hände sofort mit Wasser und Seife waschen.

- *In welchen Fällen sollten Sie einen Arzt rufen?*

Wenn das Bild verschlechtert, und der Patient hat Probleme beim Atmen, hohes Fieber oder ist confound oder oder s omnolient oder einen Arzt aufsuchen.

75 . Individueller Schutz Ihrer Kontakte

- *Was sollten die engen Kontakte eines Patienten mit COVID -19 tun?*

Diese Menschen müssen sich auch isolieren, unter Quarantäne stellen und den Kontakt mit anderen vermeiden.

Wenn der Patient im selben Haus wie der Infizierte lebt und keinen Kinnriemen verwenden kann, müssen die Pflegekräfte dies tun, während sie sich im selben Raum befinden.

Darüber hinaus werden sie aufgefordert, gemeinsam genutzte Räume zu lüften, indem sie entweder ein Fenster öffnen oder einen Luftfilter einschalten.

Andererseits müssen sie wie der Rest der Menschen die Schutzmaßnahmen befolgen, z. B. häufiges Händewaschen und Desinfizieren der am meisten berührten Gegenstände wie Mobiltelefone, Lichtschalter, Fernbedienungen und Türgriffe.

Beim Berühren und Waschen der Kleidung, Bettwäsche und Handtücher des Patienten ist es ratsam, Handschuhe zu tragen und heißes Wasser und Reinigungsmittel zu verwenden.

- Wie lange sollten diese Kontakte isoliert bleiben?

Diese Personen müssen ab dem letzten Kontakt mit dem bestätigten Fall 14 Tage lang isoliert sein.

Wenn Sie im selben Haus wohnen, müssen ab dem letzten Tag, an dem dieser Patient Symptome zeigte, 14 Tage vergehen.

76 . Schutz des Gesundheitspersonals

- Welche Schutzmaßnahmen sollte das Gesundheitspersonal befolgen?

Diese Arbeiter sollten folgen strenge Hygienestandards und Infektionskontrolle ist das Risiko der Übertragung zu reduzieren.

Dies beinhaltet persönliche Schutzmaßnahmen, Desinfektion von Umgebungen und korrekte Abfallentsorgung.

- *Welchen Schutz sollten sie im Umgang mit infizierten Patienten verwenden?*

Zum Schutz gehören spezielle Kleidungsstücke wie Kappen, chirurgische medizinische Masken, Latexhandschuhe, ein wasserdichtes Langarmkleid, Einweg-Überschuhe und Spritzschutzgläser.

Darüber hinaus müssen sie vor und nach dem Kontakt mit dem Patienten sowie beim Betreten und Verlassen des Krankenhauses strenge Händehygiene einhalten.

- *Wie ist die Behandlung von Krankenhausabfällen?*

Der Abfall folgt einem Dekontaminations-, Sammel- und Entsorgungsprotokoll, das dem für andere Arten ähnlicher Mikroorganismen verwendeten Protokoll ähnelt.

Diese Abfälle gelten als Klasse III oder als spezielle biosanitäre Abfälle.

77 . Schutz des Versicherungspersonals

- Welche Schutzmaßnahmen muss das Versicherungspersonal befolgen?

Bei Kontakt mit infizierten Patienten müssen sie ähnliche Schutzmaßnahmen wie das Gesundheitspersonal ergreifen.

Wenn sie keinen spezifischen Kontakt pflegen, müssen sie die allgemeinen Präventions- und Pflegeempfehlungen befolgen, die für die gesamte Bevölkerung gelten.

78 . Erklärung zur Einstellung der Quarantäne

- Wann wird die Einstellung der Quarantäne erklärt?

Wie wir bereits erklärt haben, dauert die Quarantäne für enge Kontakte und Verdachtsfälle 14 Tage.

Bei den allgemeinen Quarantänen, die viele Länder allen ihren Bürgern auferlegen, enden sie, wenn die von den Gesundheitsbehörden festgelegte Zeit der vorbeugenden Isolation verstrichen ist.

Sobald dies abgeschlossen ist, erfolgt die Rückkehr zu den Aktivitäten schrittweise, wobei das am stärksten gefährdete Publikum besonders berücksichtigt wird.

- *Wann erhält ein COVID-19- Patient eine medizinische Entlassung?*

Um entlassen zu werden, müssen diese Patienten stabil und fieberfrei sein und die Lungenbilder müssen eine signifikante Verbesserung ohne Anzeichen einer Organfunktionsstörung aufweisen.

Darüber hinaus müssen Atmung und Sprache normalisiert sein und die Person muss mindestens 3 Tage lang bei klarem Bewusstsein sein.

Schließlich müssen an verschiedenen Tagen des PCR-Tests zwei aufeinanderfolgende negative Ergebnisse durchgeführt werden, die das Vorhandensein von Ribonukleinsäure, dem genetischen Material des Virus, nachweisen.

79 . Erklärung zur Einstellung der Übertragung

- *Was sind die Kriterien, um das Ende der Übertragung eines Virus zu erklären?*

Die Kriterien hängen unter anderem von den jeweiligen Merkmalen des Virus, der Form der Infektion, den infizierten Personen, ihrer Entwicklung und Behandlung ab.

Zum Beispiel im Fall des Virus des É Balls ihm Ausbruch beendet wurde nach verstrichene DASS 42 Tagen nach dem letzten bestätigten Fall gab negativ zweimal nacheinandere Bluttests durchgeführt, um nachzuweisen, ihre Präsenz.

Diese 42 Tage waren äquivalent dem Zweifachen der maximalen Inkubationszeit der Infektion. Daher konnte nach dieser Zeit die Unterbrechung der Übertragung der Krankheit von Person zu Person bestätigt werden.

In Bezug auf das neue Coronavirus sind die angewandten Kriterien noch unbekannt.

80 . Meldepflichtige Krankheit

- Was sind meldepflichtige Krankheiten?

Meldepflichtige Krankheiten s auf Bedingungen, die sind von großer Bedeutung für die öffentliche Gesundheit angesehen und die Gesundheitsbehörden des Landes benötigen Ärzte, Labors und Krankenhäuser, die benachrichtigt werden, wenn sie diagnostiziert werden.

Die COVID -19 ist unter diesen Krankheiten.

- Was ist der Zweck dieser Benachrichtigung?

Ihre Kommunikation ermöglicht es, statistische Daten über die Krankheit zu kennen. Dies ist sehr hilfreich für Forscher, um ihre Ausbrüche zu verfolgen, ihre Ausbreitung zu verstehen und sie zu kontrollieren.

Teil VIII. Prävention von Krankheiten

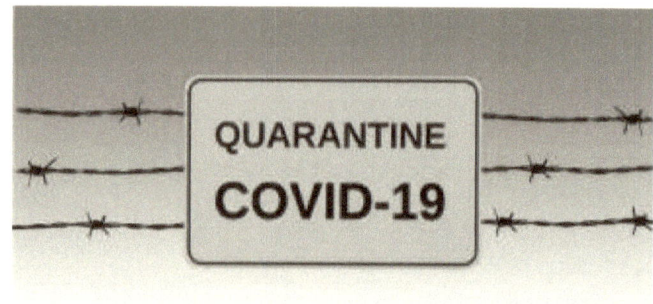

8 1 . Überwachung auf beschwerdefreie Kontakte

- Doktor Mario, müssen asymptomatische oder milde Anzeichen ins Krankenhaus eingeliefert werden?

Nein. Patienten, die keine Symptome haben oder bei denen sie sehr mild sind - ein wenig Husten, Fieber unter 38 Grad, verstopfte Nase, allgemeine Beschwerden - müssen nicht ins Krankenhaus eingeliefert werden und können sich zu Hause erholen und unter Quarantäne stellen.

Ein Krankenhausaufenthalt sollte nur bewertet werden, wenn es sich um Menschen mit chronischen Gesundheitsproblemen handelt oder wenn das Immunsystem geschwächt ist.

- Was ist die Überwachung, die diese Patienten zu Hause durchführen müssen?

Diese Patienten sollten das Fieber kontrollieren und einen Arzt kontaktieren, wenn es über 38 Grad liegt oder wenn sie Atembeschwerden, konstanten Brustgeruch oder –druck, Veränderungen des Geisteszustands, Verwirrtheit oder Probleme mit haben Aufwachen oder eine bläuliche Färbung auf den Lippen oder im Gesicht.

82 . Pflege des Patienten mit COVID -19 zu Hause

- Welche Vorsicht ist bei einem Coronavirus-Patienten zu Hause geboten?

Wann immer möglich, sollte der Patient in einem separaten Raum gehalten werden und keine Besuche erhalten oder das Haus verlassen, es sei denn, seine Symptome verschlechtern sich.

In Gegenwart anderer Personen sollten Sie sich mit einem Kinnriemen abdecken und einen Abstand von mehr als zwei Metern einhalten. Wenn Sie husten oder niesen, sollten Sie dies in einem Einweg-Taschentuch tun und Ihre Hände sofort mit Wasser und Seife waschen.

Andererseits ist es wichtig, gemeinsam genutzte Räume zu lüften, indem entweder ein Fenster geöffnet oder ein Luftfilter eingeschaltet und die Anzahl der Pflegekräfte begrenzt wird. Ideal für diese Aufgabe ist es, einen jungen Menschen zu ernennen, der bei guter Gesundheit ist und keine chronischen Krankheiten hat.

Darüber hinaus muss der Patient verschiedene Geschirrteile, Gläser, Besteck, Bettwäsche und Handtücher verwenden.

Schließlich müssen Gegenstände, die häufig berührt werden, desinfiziert werden, und alle Bewohner des Hauses müssen die allgemeine Pflege für die Krankheit befolgen, z. B. Hände waschen und Augen, Nase und Mund nicht berühren.

83 . Überstellung von Verdächtigen oder Kranken

- Was ist zu tun, wenn ein verdächtiger oder kranker Patient überwiesen werden muss?

Der Transport sollte in speziell dafür vorgesehenen Fahrzeugen erfolgen, wo dies möglich ist. Diese Autos müssen häufig desinfiziert werden.

Andererseits sollten sowohl der Begleiter des Patienten als auch das medizinische Personal eine Maske und Schutzanzüge tragen, um eine Ansteckung zu vermeiden.

- Was sind Unterdruckkrankenwagen?

Sie sind Ambulanzen mit technischen Mitteln erlaubt, den Druck der Luft im Inneren des Fahrzeugs geringer ist, als die Außenseite. Auf diese Weise kann die Luft vor ihrer Emission gefiltert und gereinigt werden, wodurch die Möglichkeiten einer Infektion und Übertragung des Virus minimiert werden.

84. Komplizierter Krankenhausaufenthalt

- *Bei welchen Patienten mit COVID-19 wird ein Krankenhausaufenthalt empfohlen?*

Hospitalisierung wird empfohlen, dass s Menschen mit schweren oder schweren Erkrankungen oder chronischen gesundheitlichen Problemen verbunden.

Mit schwerer Krankheit sind Patienten gemeint, die eine Atemfrequenz von mehr als 30 Atemzügen pro Minute haben; eine Blutsauerstoffsättigung von weniger als 93 Prozent; ein Kirby- oder PaO2 / FiO2-Index (der indirekt die Lungenverletzung misst) von weniger als 300; und Lungeninfiltrate (charakteristisch für eine Infektion) von mehr als 50 Prozent in 24-48 Stunden.

Inzwischen sind die schwer krank sie diejenigen mit respiratorischer Insuffizienz mit Bedarf an mechanische Beatmung wird septische Sprunggelenken.

85. Kurzzeit-Krankenhauszentren

- *Wie ist die Behandlung von Patienten mit COVID-19 in Krankenhauszentren?*

Idealerweise sollten diese Patienten in einzelnen Räumen isoliert werden. Wenn dies aufgrund der begrenzten Anzahl von Zimmern nicht möglich ist, ist es akzeptabel, Personen mit COVID-19 am selben Ort zu gruppieren und dabei immer einen Mindestabstand von 1,5 Metern zwischen den Betten einzuhalten.

In verdächtigen Fällen müssen die Ergebnisse der Tests abgewartet werden, bevor sie in diesen gemeinsamen Räumen platziert werden, da viele andere Atemwegserkrankungen haben können, die nicht mit diesem Virus zusammenhängen.

- Welche Bedingungen sollten diese Isolationsräume haben?

Diese Räume müssen über geeignete Materialien für Händewaschen und Hygiene, Belüftung, geeignete Abfallbehälter und Hinweisschilder an der Tür und im Inneren verfügen, die darauf hinweisen, dass es sich um eine Isolationszone handelt.

Andererseits müssen spezielle Hygiene- und Desinfektionsmaßnahmen getroffen werden, und der Zutritt sollte nur autorisiertem Personal gestattet werden.

- Wie vermeiden Sie eine Ansteckung in Krankenhauszentren?

Diese Zentren müssen streng folgen s Kontrollstandards der Hygiene und Infektions das Risiko von reduzieren Übertragung. Dazu gehören persönliche Schutzmaßnahmen, Hygiene, Umwelt Desinfektion und Abfallwirtschaft, neben anderen Maßnahmen.

Andererseits sollte jeder, der diese Krankenhäuser besucht, eine Maske tragen und engen Kontakt mit Patienten mit Symptomen von Atemwegserkrankungen vermeiden. Sie sollten ihre Hände auch mit Seife oder Desinfektionsmittel auf Alkoholbasis waschen, Nase und Mund beim Husten oder Niesen mit Einweg-Tüchern bedecken und in diesen Fällen den Rest der Vorsorge befolgen.

86 . Intensivpflege und assistierte Beatmung

- Wie ist die Behandlung für die COVID -19?

Derzeit gibt es keine spezifischen Impfstoffe oder antiviralen Behandlungen gegen dieses Virus. S owever, die Patienten können erhalten Pflege medizinische Symptome zu lindern. Die meisten mit dem Virus infizierten Personen erholen sich mithilfe dieser Unterstützungsmaßnahmen.

- Was wird diesen Patienten angeboten?

Wenn der Patient aufgenommen wird, wird er in Ruhe auf ein Bett gelegt und gut hydratisiert und ausgeglichen gehalten, wobei ständig seine Vitalfunktionen und die Sauerstoffsättigung überwacht werden.

Blut-, Urin-, C-reaktives Protein (PCR), biochemische Indikatoren und Gerinnungsfunktionstests werden normalerweise durchgeführt, um zu überprüfen, ob sie innerhalb der normalen Parameter liegen.

In regelmäßigen Abständen werden auch arterielle Blutgasanalysen und bildgebende Tests der Brust durchgeführt.

- *Was ist die Behandlung bei Änderungen der Sauerstoffsättigung?*

Wenn dieser Wert weniger als 90 Prozent beträgt, wird eine zusätzliche Sauerstofftherapie angewendet, die unter anderem einen Nasenkatheter, eine Sauerstoffmaske, eine transnasale Sauerstofftherapie mit hohem Durchfluss und eine nicht-invasive oder invasive mechanische Beatmung umfassen kann.

In Fällen, in denen ein hypoxämisches akutes Atemversagen nicht auf eine herkömmliche Behandlung anspricht, können eine Hochfluss-Nasenkanüle (HFNC) und eine nicht-invasive Überdruckbeatmung (NIPPV) verwendet werden.

87. Allgemeine und immunologische Unterstützungsmaßnahmen

- *Was sind die allgemeinen und immunologischen Unterstützungsmaßnahmen, die bei diesen Patienten befolgt werden?*

Wie ich schon sagte diese Patienten regelmäßig überwacht werden mit dem zugehörigen zu erkennen und zu behandeln Komplikationen Virus, wie die acute respiratory distress syndrome (ARDS), der Sepsis und Schock septischen.

Es gibt Fälle, in denen ihnen Sauerstofftherapie, Flüssigkeitsersatz oder antibakterielle Behandlungen angeboten werden. Bei einigen Patienten werden auch antivirale Medikamente und andere damit verbundene Therapien getestet.

- *Was suchen Sie mit diesen Maßnahmen?*

Damit sollen die beiden Hauptkomponenten der Krankheit angegriffen werden. Einerseits die Virusinfektion selbst, auf die bestimmte Medikamente getestet werden, und andererseits, wenn die Lungenentzündung fortschreitet, eine schwere Entzündung der Lunge, die mit Medikamenten gegen den Immun- und Entzündungsprozess kontrolliert werden soll.

88 . Virostatika, Antibiotika und Steroide

- *Gibt es Medikamente zur Vorbeugung oder Behandlung von COVID-19- Infektionen?*

Derzeit werden keine spezifischen Medikamente zur Vorbeugung oder Behandlung dieser Krankheit empfohlen. Allerdings studieren sie einige Behandlungen und es gibt mehrere laufenden klinischen Studien ihre Wirksamkeit zu testen.

- Sind sie wirksame Antibiotika zur Behandlung der COVID -19?

Antibiotika sind nur gegen bakterielle Infektionen wirksam. Diese Krankheit wird durch ein Virus verursacht, daher wirken diese Medikamente nicht dagegen.

Während des Krankenhausaufenthaltes kann der Patient jedoch Antibiotika erhalten, um zu verhindern, dass er sich mit sekundären bakteriellen Infektionen infiziert.

- Gibt es eine wirksame antivirale Therapie gegen die COVID -19?

Derzeit gibt es keine nachgewiesene antivirale Therapie, die gegen dieses Virus wirkt. Es werden jedoch mehrere Tests durchgeführt, um die Verwendung verschiedener Medikamente zu analysieren.

Vorläufige Studien mit einigen dieser Medikamente haben eine Verringerung der Viruslast bei Patienten mit betroffen gezeigt der COVID -19. Die Beweise sind jedoch noch nicht endgültig und es sind weitere Untersuchungen erforderlich.

- Was sind die Medikamente, die getestet werden?

Dazu zählen Chloroquin und h idroxicloroquina zwei Malariamittel auch verwendet zur Behandlung von

Autoimmunerkrankungen wie der Lupus und einige Arten von Arthritis.

Auch remdesivir, ein experimentelles Medikament ursprünglich entwickelt, um das Virus zu behandeln É Ball; und l Opinavir / Ritonavir, eine Kombination von antiretroviralen Mitteln, die für HIV verwendet werden.

Andere Tests sind mit Iterferon Beta b1, einem Molekül, das vom Körper selbst zur Bekämpfung von Virusinfektionen produziert wird und das bei der Regulierung von Entzündungen hilft und Colchicin, ein Mittel potente anti - entzündliche in verwendet die Behandlung und Prävention von Gicht und der Mittelmeerfieber Familie.

Andere untersuchte Arzneimittel sind O Seltamivir, Ibavirin, P- Encyclovir, N Itazoxanid, N Afamostat, T Ocilizumab, Azithromycin, Corticosteroide und I Nmoglobin IV.

- Warum werden bei diesen Behandlungen alte antivirale Medikamente als Beweismittel verwendet?

Diese Maßnahme ist besonders wirksam, da es sich um Arzneimittel handelt, für die das Sicherheitsprofil, die Nebenwirkungen, die Dosierung und die pharmakologischen Wechselwirkungen bekannt sind, was deren Umsetzung erleichtern würde, wenn sie wirksam sind.

- Was sind Kortikosteroide?

Die Kortikosteroide sind Medikamente wie Hormone produziert durch die Nebennieren. Sie werden verwendet zur Verringerung der Entzündung und in vielen Fällen beeinflussen ein l Immunsystem.

Sie sind im Allgemeinen sehr starke Medikamente, die Nebenwirkungen verursachen, für die sie im Falle einer Anwendung normalerweise für kurze Zeit angezeigt sind.

- *In welchen Fällen von COVID -19 wird die Verwendung von Kortikosteroiden empfohlen?*

Diese Medikamente werden für Patienten mit akutem Atemnotsyndrom empfohlen, die mechanisch beatmet werden. Doch ihre Wirksamkeit als Teil der Therapie gegen die COVID -19 ist noch nicht endgültig bestätigt.

89 . Aktuelle und zukünftige Impfstoffe

- *Gibt es einen Impfstoff zur Zeit gegen die COVID -19?*

Nein, im Moment gibt es keinen Impfstoff gegen dieses Virus.

- *Schützen Impfstoffe gegen Lungenentzündung vor dieser Krankheit?*

Nein. Lungenentzündungsimpfstoffe wie Pneumokokken- und *Haemophilus influenzae* Typ B (Hib) –Impfstoffe schützen nicht vor dem neuen Coronavirus.

Doch obwohl sie es nicht sind wirksam gegen die COVID - 19, viele Patienten werden empfohlen, um sie zu nehmen gute Gesundheit zu erhalten.

- Wie lange es könnte dauern, einen Impfstoff gegen die Entwicklung der COVID -19?

Es wird geschätzt, dass seine Entwicklung zwischen 6 Monaten und anderthalb Jahren dauern kann.

Die Fristen sind in der Regel viel länger, aber es ist möglich, dass die internationalen Regulierungsbehörden in dieser globalen Krisensituation mehr Flexibilität bei der Genehmigung haben.

90 . Chronisch schlechte Kontrolle

- Wie ist die Kontrolle chronischer Patienten in Zeiten von COVID -19?

Diese Patienten müssen äußerst vorsichtig sein, da das Virus bei Patienten mit chronischen Krankheiten in der Regel schwerwiegender ist.

Während dieser Zeit wird empfohlen, dass sie nicht in Krankenhäuser gehen und dies nur in Notfällen tun, um das Infektionsrisiko zu verringern.

Zum Beispiel können viele regelmäßige Untersuchungen Ihrer Beschwerden aus der Ferne durchgeführt werden, indem Sie den Arzt telefonisch oder per Videokonferenz konsultieren.

In Fällen, in denen es erforderlich ist, in ein Krankenhauszentrum zu gehen, ist es wichtig, dass sie einen Vorabplan festlegen, um die Zeit des Besuchs zu begrenzen und alle verfügbaren Schutzmaßnahmen zu ergreifen.

91 . Vitamine und Ernährung

- Welche Ernährungspflege wird während des COVID-19-Ausbruchs empfohlen?

Während dieser Zeit ist es besonders wichtig, sich ausgewogen zu ernähren und täglich proteinreiche Lebensmittel wie Fisch, Fleisch, Eier, Milch, Hülsenfrüchte und Nüsse zu essen. Auch frisches Obst und Gemüse.

Außerdem sollten Sie mindestens anderthalb Liter Wasser pro Tag trinken.

- Welche Lebensmittel sollten während der Pandemie vermieden werden?

Während dieser Zeit wird empfohlen, das Fasten, Abnehmen und Essen von Rohkost, Fleisch von Wildtieren oder wenig bekannten Produkten zu vermeiden.

- Werden Vitaminpräparate empfohlen?

Während die Pandemie anhält, kann die Ernährung mit Multivitaminen, Mineralien und Tiefseefischöl ergänzt werden.

Andererseits könnte eine Vitamin-D-Supplementierung dazu beitragen, akute Infektionen der Atemwege zu verhindern.

92 . Management von sozialem und individuellem Stress

- Was ist Stress?

Stress ist ein Gefühl von Müdigkeit und körperlicher oder emotionaler Anspannung, das als Reaktion auf eine schwierige Situation, Nachfrage oder den Gedanken entsteht, damit umzugehen.

Es kann verschiedene geistige und körperliche Störungen sowie Frustration, Wut und Nervosität verursachen.

- Was sind ihre Auswirkungen?

Ihre häufigsten Auswirkungen sind der Schmerz ist Kopf und Brust, die Muskelspannung, die Müdigkeit, die Veränderungen in der sexuellen Lust, die Magenverstimmung und die Schlafprobleme.

Dies kann wiederum die Stimmung beeinflussen und Angst, Unruhe, mangelnde Motivation, Reizbarkeit, Wut und Traurigkeit erzeugen.

Eine weitere Folge sind zwanghafte Verhaltensweisen wie übermäßiger Lebensmittelkonsum, Drogenabhängigkeit, Alkoholismus und Rauchen.

- Was kann ich tun, um Stress während der Quarantäne zu bewältigen?

Quarantäne erzeugt unweigerlich eine Spannungsquote, da sie eine Änderung der Routine und eine neue und unsichere Situation impliziert.

In diesem Rahmen ist es wichtig, die täglichen Bräuche so weit wie möglich aufrechtzuerhalten, beispielsweise die Zeiten, in denen wir aufstehen, essen und schlafen gehen.

Ein weiterer wichtiger Punkt ist, sich nicht zu isolieren. Auch aus der Ferne ist es wichtig, mit Familie und Freunden in Verbindung zu bleiben, sei es durch Anrufe, Nachrichten oder Videokonferenzen. L os Links sind ein großes Kissen Stress und Hilfe nicht allein fühlen.

Auf der anderen Seite wird empfohlen, Entspannungstechniken zu üben, sich gesund zu ernähren, körperlich aktiv zu sein, sich angemessen auszuruhen und Drogen- und Alkoholmissbrauch zu vermeiden.

- Was können wir tun, um während der Pandemie nicht in Panik zu geraten?

In Zusätzlich zu dem oben genannten, es ist notwendig, um Meter die Menge an Informationen, die wir ausgesetzt sind.

In diesen Situationen verbreiten sich viele alarmierende Nachrichten und falsche Gerüchte, die ein größeres Gefühl von Angst, Furcht und Angst hervorrufen können. Daher ist es wichtig, auf zuverlässige Weise und nur einige Male am Tag informiert zu bleiben, um nicht gesättigt zu werden.

Schließlich ist es wichtig, sich auf Freizeitaktivitäten und unterhaltsame Aktivitäten wie Musik hören, Lesen oder Filme schauen zu konzentrieren, um den Kopf beschäftigt und mit positiven Gedanken zu halten.

- Was sind die Empfehlungen, um kleinen Kindern in dieser Phase zu helfen?

Die Reaktionen der Kinder hängen weitgehend von den Handlungen der Eltern ab. Wenn Erwachsene nervös und angespannt sind, geben sie es an ihre Kinder weiter. Daher ist es wichtig, ruhig zu bleiben und ein Gefühl der Ruhe zu schaffen.

Kinder sollten nicht vor dem verborgen bleiben, was passiert. Vielmehr muss ihnen die Situation mit den richtigen Worten und dem richtigen Ton für ihr jeweiliges Alter erklärt werden.

Darüber hinaus ist es in dieser Zeit wichtig, die Familienroutinen so weit wie möglich aufrechtzuerhalten und sie zu ermutigen, Freizeit- und Erholungsaktivitäten durchzuführen, die ihnen helfen, ihre Gefühle positiv auszudrücken.

In solchen Situationen es ist normal für Kinder zu mehr Sucht zu suchen und anspruchsvolleren s Eltern, so Du geduldig sein und Verständnis sein.

93 . Natürliche und traditionelle Behandlungen

- *Sind es traditionelle natürliche Behandlungen zu verhindern oder zu heilen die COVID -19?*

Derzeit gibt es keine Hinweise auf Therapien dieser Art, die die Krankheit heilen oder verhindern.

Allerdings sind einige natürliche oder traditionelle Behandlungen können helfen, einige der Symptome, die durch verursacht entlasten die COVID -19.

- *Welche gebräuchlichen chinesischen Kräuter wurden gegen dieses Virus verwendet?*

Einige Kräuter-Formulierungen verwendet wurden, waren Rhizom Phragmitis (lu - Gen), Rhizom Imperatae (Baimao -

Gen), Radix Angelicae Dahuricae (Baizhi), Rhizom atractylodis Macrocephalae (Atractylodes), Rhizom atractylodis (cangzhu), Geißblatt (jinyininel hua), herba pogostemonis (Huoxiang), Radix et rhizoma rhodiolae crenulatae (hongjingtian), Rhizom dryopteridiscrassi rhizomatis (Guanzhong), Rhizom polygonicuspidati (huzhang), fructustsaoko (CaO gutaciu), foliummori (sang e), Radix Astragali praeparata (Huangqi), radix ligustici brachylobi (Fang Feng) und Herba Eupatorii (Peilan).

Diese Formeltypen sollten jedoch nur unter Anleitung von Fachärzten verwendet werden.

- *Comer Knoblauch kann helfen, zu verhindern l zu COVID -19?*

Knoblauch ist ein gesundes Lebensmittel, das bestimmte antimikrobielle Eigenschaften haben kann. Im Moment gibt es jedoch keine Hinweise darauf, dass das Essen diesen Zustand verhindert.

Teil IX. Individuelle und kollektive Vorsichtsmaßnahmen

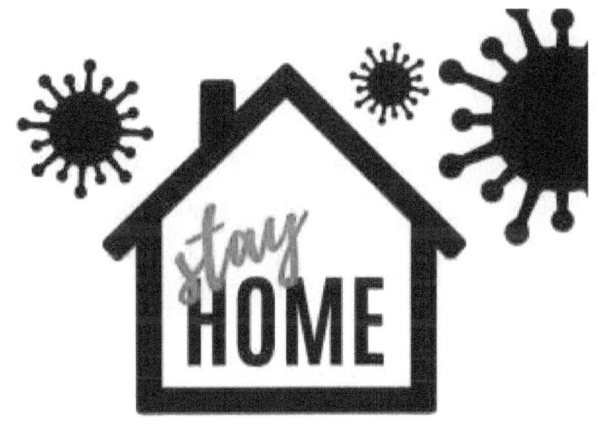

94. Wetterpflege

- *Doktor Mario, ist es wahr, dass ich zu COVID-19 kann nicht werden in Gebieten mit sehr heißem Wetter übertragen?*

Nein. Die bisher durchgeführten Untersuchungen zeigen, dass das Virus in jeder Region übertragen werden kann, auch in heißen und feuchten Klimazonen. Daher ist es wichtig, alle erforderlichen Schutz- und Pflegemaßnahmen zu treffen, unabhängig von den klimatischen Bedingungen des Ortes, an dem Sie leben.

- *Stimmt es, dass Sonneneinstrahlung oder hohe Temperaturen eine Ansteckung verhindern?*

Nein, das ist auch falsch. Das Virus kann auch an sehr heißen und heißen Tagen übertragen werden.

- *Kann die Exposition gegenüber starker Kälte und Schnee das Virus töten?*

Nein. Im Allgemeinen hält der menschliche Körper seine Temperatur bei 36,5 und 37 Gramm, unabhängig von der Außentemperatur oder den meteorologischen Bedingungen des Ortes, an dem sich die Person befindet. Es macht also keinen Sinn, sich starker Kälte oder Schnee auszusetzen.

- *Verhindert das Baden mit heißem Wasser eine Infektion mit COVID-19?*

Nr B añarse in kein heißes Wasser bietet keinen Schutz gegen das Virus. Die Körpertemperatur bleibt auch unabhängig von der Wassertemperatur gleich.

95 . Verwendung und die Art von M zu Mascaras

- Ist es notwendig, zu Masken zu tragen, um sich von dauerhaft zu schützen l zu COVID -19?

Anfänglich war die Empfehlung die Verwendung von Masken durch diejenigen, die Symptome der Krankheit aufweisen oder sich nicht um eine kranke Person kümmern oder mit ihr in Kontakt stehen, ohne dass die gesamte Gemeinschaft sie verwenden muss. Doch vor kurzem aufgrund der hohen Zahl von Infektionen, mehrere Agenturen wie die FDA in den Vereinigten Staaten, empfehlen Masken und sogar das Tragen Kinnriemen s nach Hause - gemacht für Schutz.

Diese Masken sind Einwegmasken und können nur einmal verwendet werden. Daher ist es wichtig, sie rational zu verwenden, um zu verhindern, dass sie ausgehen.

- Was ist der richtige Weg, um diese Masken zu verwenden?

Waschen Sie Ihre Hände vor dem Berühren der Maske mit Wasser und Seife oder mit einem Desinfektionsmittel auf

Alkoholbasis. Dann müssen Sie es sorgfältig auf Risse oder Löcher untersuchen.

Beim Verlegen sollte die richtige Seite nach außen ausgerichtet sein, was im Allgemeinen farbig ist. Es muss sowohl den Mund als auch das Kinn und die Nase bedecken.

Der Kinnriemen sollte gewechselt werden, sobald er nass ist. Beim Entsorgen müssen die elastischen Bänder hinter den Ohren, vom Gesicht und von der Kleidung entfernt werden, um zu vermeiden, dass potenziell kontaminierte Oberflächen berührt werden. Dann sollte es in einen geschlossenen Behälter geworfen werden.

Schließlich müssen Sie nach der Handhabung Ihre Hände erneut waschen.

- Wie viele Arten von Masken gibt es?

Es gibt 3 Haupttypen. Einige sind die N95 / KN95-Atemschutzgeräte, die 95 Prozent der Partikel mit einem aerodynamischen Durchmesser von mindestens 0,3 µm filtern.

Andere sind chirurgische Einwegmasken mit 3 Schutzschichten. Der äußere verhindert, dass Tropfen in die Maske gelangen, der innere hat einen Filter, der 90 Prozent der Partikel mit einem Durchmesser von mehr als 5 um blockiert, und der innere, der mit Nase und Mund in Kontakt kommt, nimmt Feuchtigkeit auf.

Schließlich gibt es die Baumwollkinnriemen, die schwer sind und nicht gut ins Gesicht passen, so dass sie gegen Viren nicht sehr wirksam sind.

- Wann sollte eine Maske ersetzt werden?

Alle Arten von Masken müssen regelmäßig ausgetauscht werden. Besonders wenn es schwierig ist, durchzuatmen, wenn es beschädigt ist, wenn es sich nicht richtig an die Gesichtskontur anpassen kann, wenn es mit Blut oder Atemtropfen kontaminiert ist oder nachdem es Kontakt mit einem infizierten Patienten hat.

96. Wash Hände

- Warum ist es wichtig, die Hände häufig zu waschen, um eine Ansteckung zu vermeiden?

Händewaschen ist der Schlüssel, weil, wenn Sie fertig mit Wasser und Seife oder mit einem Alkohol - basierte Hand Sanitizer wurde getötet n das Virus, das auf sein kann ihnen.

Die Hände sind ein wichtiger Schwerpunkt der Übertragung durch Wasser, Nahrung, Blut, Atemtropfen, den Verdauungstrakt und direkten und indirekten Kontakt.

- Wie solltest du deine Hände waschen?

Für eine effektive Waschen muss viel angewandt werden von Seife und Gestrüpp Palm s zu erzeugen, eine Menge von Schaum. Dann sollte dies zwischen den Fingern, unter den Nägeln und der Außenseite der Hände geführt werden.

Dann müssen Sie Ihre Fingerspitzen mehrmals an Ihren Handflächen, einschließlich Ihrer Daumen, reiben. Zum Schluss müssen Sie die Handgelenke mit der anderen Hand reiben und mit viel Wasser abspülen.

Das Waschen sollte mindestens 20 Sekunden dauern.

- *Was sind die Schlüsselmomente für die Händehygiene?*

Es ist wichtig, dass Sie Ihre Hände nach dem Niesen oder Husten waschen. nach dem Kontakt mit einer infizierten Person; vor, während und nach dem Kochen; vor dem Essen; nach dem Toilettengang; nach dem Berühren eines Tieres; beim Erreichen des Hauses und nach Berühren von Aufzugsknöpfen, Türgriffen und Treppengeländern unter anderem Momente.

97. Alkohol und antibakteriell

- *Wie können wir unsere Hände waschen, wenn kein Wasser verfügbar ist?*

In diesen Fällen kann ein Händedesinfektionsmittel auf Alkoholbasis von 75% verwendet werden, das das Virus wirksam inaktiviert.

- *Wie tragen Sie das Händedesinfektionsgel auf?*

Es wird auf die Handfläche einer Hand aufgetragen und reibt sich über die gesamte Oberfläche von Händen und Fingern, bis es getrocknet ist. Dieser Vorgang sollte mindestens 20 Sekunden dauern.

- *Ist 75% Alkohol auch zur Desinfektion von Oberflächen und Gegenständen wirksam?*

S i. 75% Alkohol, Chloroform, Formaldehyd, Desinfektionsmittel, die Chlor, Peressigsäure und ultraviolette Strahlen enthalten, können das Virus inaktivieren, sodass die Reinigung von Oberflächen und Gegenständen mit Alkohol eine Infektion verhindern kann.

- *Tötet das Besprühen des Körpers mit Alkohol oder Chlor das Virus ab?*

Nein, das ist nutzlos, da sich das Virus im Körper befindet. Das Sprühen von Alkohol oder Chlor kann die Kleidung und die Schleimhäute von Augen und Mund beschädigen und gefährlich machen.

Seine Verwendung ist nur zur Desinfektion von Oberflächen und Gegenständen wirksam.

- *Spült das regelmäßige Spülen der Nase mit Kochsalzlösung eine Infektion mit COVID-19?*

Nein. Es gibt keine Hinweise darauf, dass diese Praxis vor Infektionen schützt.

98. Lebensstil, Bewegung und psychische Gesundheit

- Welcher Lebensstil wird während der Pandemie empfohlen?

Im Moment ist es wichtig, gut zu essen, regelmäßig Sport zu treiben und sich mindestens 7 Stunden pro Tag ausreichend auszuruhen.

Andererseits ist es notwendig, für gute Hygiene zu sorgen und die Räume häufig zu lüften.

Schließlich wird empfohlen, nicht zu überarbeiten, Entspannungs- und Freizeitaktivitäten durchzuführen und überfüllte Orte zu vermeiden.

- Warum ist es wichtig, regelmäßig Sport zu treiben?

Das Üben von körperlicher Aktivität trägt zur Verbesserung der allgemeinen Gesundheit, der Lebensqualität und des Schlafes bei. Es ermöglicht Ihnen auch, ein angemessenes Gewicht zu halten, bei der Stressbewältigung zusammenzuarbeiten und das Risiko zu verringern, an bestimmten Krankheiten wie Typ-2- Diabetes, Herz-

Kreislauf- Problemen, Fettleibigkeit, Osteoporose, Gelenkschmerzen sowie Brust- und Darmkrebs zu erkranken.

- *Welche Trainingsroutine wird während der Pandemie empfohlen?*

Während dieser Zeit wird ein umfassendes und konstantes Programm empfohlen, bei dem jeder Körperteil trainiert wird, wodurch die Intensität schrittweise erhöht wird.

Wenn es aufgrund der Quarantäne nicht möglich ist, nach draußen zu gehen oder in ein Fitnessstudio zu gehen, wird empfohlen, im Internet nach Trainingsroutinen zu suchen, die zu Hause durchgeführt werden können.

- *Was können wir tun, um uns mental auf die Pandemie vorzubereiten?*

In dieser Phase ist es verständlich, ein wenig Angst und Furcht zu empfinden. Es ist t oder ist natürlich und nicht zu erleben diese Emotionen schuldig zu fühlen.

Im Gegenteil, Sie müssen einen Weg finden, Dampf abzulassen, sich abzulenken und Angstzustände zu lindern.

Regelmäßige Ausübung körperlicher Aktivität; die Verwendung von Entspannungstechniken wie Meditation, Yoga, Akupunktur oder Massage; mehr Zeit mit Familie und Freunden verbringen; lohnend und führen Aktivitäten wie Lesen, Hören zu Musik, Zeichnen oder ein

Musikinstrument spielen lernen kann helfen, verwalten Stress.

Wenn Angst und Furcht unerträglich werden, suchen Sie professionelle Unterstützung.

99. Belüftung von Häusern und Räumen

- Warum ist es wichtig, das Haus zu lüften?

Die Umgebungen von zu Hause und am Arbeitsplatz sind in der Regel zu geschlossen bleiben, vor allem im Winter und niedrigen Temperaturen Tagen. Dies macht Kontamination der Raumluft schnell aufgrund der Entbindung und die Aktivitäten, die stattfinden innen, wie das Kochen.

- Wie viel sollte ein Raum belüftet werden ?

Wenn die Außenluft gut ist, wird empfohlen, mindestens dreimal täglich morgens, nachmittags und abends zu lüften. Die Belüftung muss sein aufrechterhalten für 15 bis 30 Minuten mindestens.

100 . Pflege in Quarantäne

- Welche besondere Vorsicht ist bei der Quarantäne geboten?

Vermeiden Sie es während der Quarantäne, nach draußen zu gehen, und halten Sie so viel wie möglich persönlichen Kontakt zu anderen Personen.

Darüber hinaus muss die vorbeugende Pflege im Hinblick auf häufiges Händewaschen und Desinfektion von Oberflächen und Gegenständen maximal eingehalten werden.

Andererseits muss eine gute persönliche Hygiene und Haushaltshygiene gewährleistet sein, und Nase und Mund müssen beim Husten oder Niesen mit einem Einweg-Taschentuch bedeckt sein.

101 . Alten- und Behindertenheime

- *Welche besondere Pflege muss in Pflegeheimen und Behinderten beachtet werden?*

In diesen Zentren sollten Aktivitäten im Freien, der Zutritt neuer Bewohner und Besuche von Familienmitgliedern und Freunden eingeschränkt werden, um das Ansteckungsrisiko zu verringern.

Andererseits muss der Ort extreme Maßnahmen in Bezug auf Hygiene, Desinfektion sowie Personen- und Umweltschutz ergreifen.

Darüber hinaus müssen die Mitarbeiter darin geschult werden, Fälle von COVID -19 zu verhindern, zu kontrollieren und zu identifizieren. Diese wiederum müssen die Pflege unter den Bewohnern aufklären und fördern.

Wenn eine Infektion erkannt wird, sollte sie sofort isoliert und unter Quarantäne gestellt werden, um eine Übertragung auf andere zu verhindern.

102 . Märkte und Supermärkte

- *Welche Vorsicht ist in Märkten und Supermärkten geboten, um eine Ansteckung zu vermeiden?*

In diesen Fällen ist es ratsam, Ihre Einkäufe im Voraus zu planen und alles auf einmal zu kaufen, damit Sie nicht mehrmals zum selben Ort gehen müssen.

Innerhalb der Räumlichkeiten wird empfohlen, die geschäftigsten Stunden zu vermeiden und immer einen Sicherheitsabstand von zwei Metern zu anderen Kunden einzuhalten.

Es ist wichtig, nicht über Essen zu sprechen, geschweige denn darüber zu husten oder zu niesen.

Darüber hinaus ist es ratsam, Ihre eigenen Einkaufstaschen mitzubringen, um die Verwendung der Supermarktkarren und -körbe zu vermeiden, und mit Karte zu bezahlen, damit Sie keine Scheine und Münzen anfassen müssen.

103 . Restaurants und Speisesäle

- Welche Vorsicht ist in Restaurants und Speisesälen geboten?

In diesen Räumen ist es ratsam, außerhalb der üblichen Zeiten zu essen, um die Menschenmassen zu vermeiden.

Wenn Sie begleitet werden, sollten Sie während des Essens Kontakt und persönliche Gespräche vermeiden. Auch der Desktop, um den Aufenthalt im Ort so weit wie möglich zu reduzieren.

Auf der anderen Seite ist es ratsam, persönliche oder Einweg-Teller, Gläser und Besteck zu verwenden, die nicht mit anderen geteilt werden. Außerdem müssen Sie Ihre Hände vor und nach dem Essen waschen.

Mitarbeiter, die in Restaurants und Kantinen arbeiten, sollten Masken und Handschuhe sowie regelmäßige Schutzausrüstung tragen. Im Gegenzug sollten sie täglich ihre Temperatur messen und nach Symptomen suchen, die mit dem Virus zusammenhängen, wie Husten, Durchfall oder Atemprobleme, um eine Beeinträchtigung der Ernährungssicherheit zu vermeiden.

Schließlich müssen an diesen Orten auch Hygiene-, Reinigungs- und Desinfektionsmaßnahmen extrem sein.

104 . Kinos und Theater

- Welche Vorsicht ist in Kinos und Theatern geboten?

Während der Pandemie wird empfohlen, Besuche von überfüllten und schlecht belüfteten Orten wie Kinos und Theatern zu vermeiden.

Tragen Sie gegebenenfalls eine Gesichtsmaske und halten Sie so viel Abstand wie möglich vom Rest der Zuschauer.

Andererseits müssen die Organisatoren dieser Räume die tägliche Hygiene, Belüftung und Sterilisation der Räume gewährleisten.

105 . Aufzüge und Treppen

- Welche Vorsicht ist bei Aufzügen und Treppen geboten?

Der Aufzug sollte mit möglichst wenigen Personen und mit einer Schutzmaske befahren werden. Das Ideal ist, eins nach dem anderen zu reisen, und wenn es voll ist, ist es am besten, auf das nächste zu warten.

Vorzugsweise wird die Verwendung von Treppen empfohlen, um von einer Etage zur anderen zu gelangen.

Bei der Rückkehr zum Aufzug müssen die Knöpfe mit einem Einweg-Taschentuch gedrückt und die Türen länger offen gehalten werden, um die Belüftung zu erhöhen. Darüber hinaus muss das Innere regelmäßig gereinigt und desinfiziert werden.

Bei den Treppen muss der Abstand zu anderen Personen beachtet werden, und Sie müssen weder das Geländer noch die Handläufe berühren oder Einweghandschuhe verwenden.

106. Öffentliche und private Verkehrsmittel

- Welche Vorsicht ist beim Transport geboten?

In öffentlichen Verkehrsmitteln sollte nützlich hissen eine Schutzmaske. Wenn Sie auf die Ankunft des Busses oder der U-Bahn warten müssen, sollten Sie außerdem vermeiden, auf den Bänken zu sitzen und einen sicheren Abstand zu anderen Personen einzuhalten.

Wenn das Fahrzeug ankommt und voll ist, wird empfohlen, auf das nächste zu warten. Wenn Sie bezahlen, müssen Sie vorzugsweise Prepaid-Karten verwenden oder das genaue Wechselgeld mit sich führen, damit Sie kein Geld mit dem Sammler tauschen müssen.

Wenn möglich, sitzen Sie im Bus auf leeren Bänken, ohne dass sich Menschen neben Ihnen befinden. Bevor Sie sich an den Sicherheitsgeländern festhalten, ist es ratsam, Ihre Hände mit Gelalkohol zu reinigen.

Sobald die Reise vorbei ist, müssen Sie Ihre Hände erneut mit Wasser und Seife waschen.

107. Flüge und Flughäfen

- Welche Vorsicht ist bei Flügen und Flughäfen geboten?

Vermeiden Sie im Idealfall Reisen während der Pandemie.

Falls Sie dies tun müssen, wird empfohlen, vor dem Abflug zum Flughafen online *einzuchecken* und die Bordkarte auf Ihr Handy herunterzuladen, um Papierhandhabung, Kontakt mit anderen Personen und Zeitverschwendung zu vermeiden.

Auf der anderen Seite ist es ratsam, die Benutzung der Flughafen- und Flugzeugtoiletten zu vermeiden.

Auf dem Sitz wird empfohlen, die Gurte, Armlehnen, Liegetische und den Touchscreen mit Alkoholgel zu desinfizieren und die Lüftungsgitter zu aktivieren.

108. Häfen und Kreuzfahrten

- Welche Vorsicht ist in Häfen und Kreuzfahrtschiffen geboten?

Vermeiden Sie im Idealfall Kreuzfahrten während der Pandemie.

Wenn Sie müssen, bleiben Sie so lange wie möglich in Ihrer Kabine. Halten Sie an normalen Orten einen Abstand von mehr als zwei Metern zu anderen Passagieren ein. Verwenden Sie im Speisesaal Ihre eigenen oder Einweg-Teller und Besteck. Waschen Sie Ihre Hände häufig und befolgen Sie die allgemeinen Hinweise, um das Virus zu verhindern.

109. Schulen und Universitäten

- Welche Vorsicht ist in Schulen und Universitäten geboten?

In diesen Einrichtungen müssen Schüler und Lehrer durch Gespräche und Schulungen auf Präventions-, Kontroll- und Sicherheitsmaßnahmen aufmerksam gemacht werden.

Darüber hinaus müssen Aktionsprotokolle erstellt werden, um mögliche Fälle zu erkennen und sicherzustellen, dass die Infizierten in Quarantäne gehen. Dies kann die tägliche Untersuchung von Schülern und Lehrern auf Symptome umfassen.

Andererseits sollte das Reinigungspersonal die Hygiene, Belüftung und Desinfektion von Klassenzimmern und Gegenständen für den öffentlichen Gebrauch verbessern.

Von Gruppentreffen und Aktivitäten sollte ebenfalls abgeraten werden. In Klassenzimmern müssen die Schüler getrennt sitzen und einen ausreichenden Abstand voneinander einhalten.

Schließlich sollten die Zeiten in Turnhallen, Bibliotheken, Labors und Speisesälen so organisiert werden, dass möglichst wenige Personen gleichzeitig anwesend sind.

Teil X. Zusammenfassung der Fakten und klinischen Kontroversen

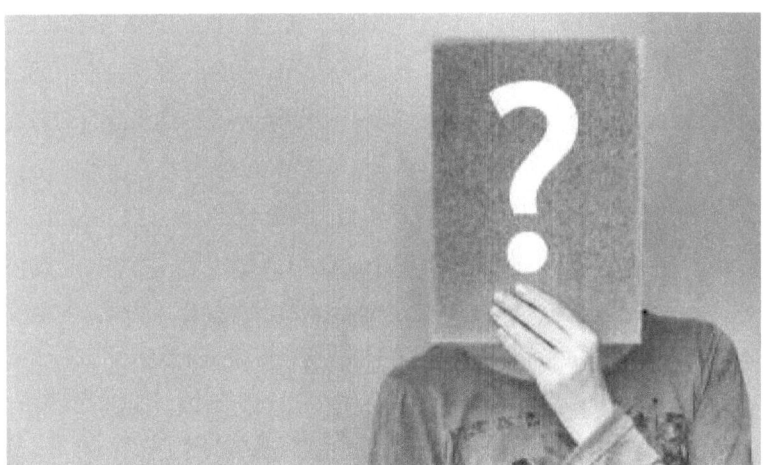

In diesem letzten Teil des Buches widmen wir Ihnen die Beantwortung einiger Fragen sowie die Klärung von Zweifeln und Mythen über Präventionsmaßnahmen, Diagnose, Symptome, Komplikationen, Immunität und Behandlungen.

Durch Händewaschen mit Seife, Natriumhypochlorit und antiseptischem Alkohol wird das Virus entfernt.

Stimmt. Händewaschen ist sehr wichtig, da bei Verwendung von Wasser und Seife oder bei Verwendung eines Desinfektionsmittels auf Alkoholbasis möglicherweise Viren abgetötet werden.

Quarantäne, soziale Distanz und die Verwendung von Masken vermeiden eine Infektion.

Stimmt. Diese Maßnahmen dienen dazu, das Potenzial für die Übertragung von Krankheiten zu verringern. Bei korrekter und großflächiger Anwendung unterbrechen oder verringern soziale Distanz, Quarantäne und die Verwendung von Masken die Ansteckungskette. Dies trägt zum Schutz der schutzbedürftigen Öffentlichkeit bei und verringert die Belastung der Krankenhäuser, wodurch der Zusammenbruch des Gesundheitssystems vermieden wird.

Menschen, die das Virus ohne Symptome haben, können es übertragen.

Stimmt. Es ist erwiesen, dass asymptomatische Patienten die Krankheit übertragen können. Deshalb ist es wichtig, dass sie auch ohne Anzeichen der Quarantäne entsprechen.

Es ist eine einfache Grippe, die ältere Menschen mit geringer Abwehr angreift.

Falsch. Dieses Virus ist 30-mal tödlicher als die Grippe und fast doppelt so ansteckend. Es greift auch Menschen jeden Alters an.

Nur ältere Menschen und Menschen mit früheren Erkrankungen werden kompliziert und sterben.

Falsch. Zwar stellen ältere Menschen und Menschen mit früheren Erkrankungen ein viel größeres Risiko dar, doch es gab auch Fälle von Patienten ohne vorherige Gesundheitsprobleme, bei denen Komplikationen auftraten. Deshalb ist es wichtig, dass wir alle auf uns selbst aufpassen.

Gesunde Kinder und Jugendliche sind weniger anfällig für das Virus.

Stimmt. Voruntersuchungen zeigen, dass gesunde Kinder und Jugendliche weniger anfällig sind.

Es gibt einen Unterschied zwischen einer schützenden entzündlichen und einer hyperinflammatorischen Reaktion.

Stimmt. Wenn ein Angriff durch ein Bakterium oder Virus auftritt, kann das Immunsystem eine schützende Entzündungsreaktion als Abwehrmechanismus aktivieren. In diesen Fällen setzt das beschädigte Gewebe Chemikalien frei, die Entzündungen verursachen. Dies hilft, die Fremdsubstanz zu isolieren und zieht weiße Blutkörperchen an, um sie zu zerstören.

Manchmal kann diese Reaktion jedoch schwerwiegend und hyperinflammatorisch sein. Die Chemikalien, die derselbe Organismus in den Blutfluss abgibt, können Veränderungen verursachen, die mehrere Körpersysteme schädigen und den Zustand verschlechtern.

Eine der schwerwiegendsten Komplikationen ist "Zytokinsturm und hämophagozytische Lymphohistiozytose".

Stimmt. Der Zytokinsturm ist eine schwerwiegende Immunreaktion, bei der zu viele Zytokine vom Körper zu schnell ins Blut freigesetzt werden. Diese Proteine spielen eine wichtige Rolle bei Immunantworten, können jedoch in großen Mengen schädlich sein.

In Fällen von COVID-19 reagieren einige Patienten mit einem Zytokinsturm auf das Virus und verschlimmern ihren Zustand, indem sie das Versagen mehrerer Organe verursachen.

Die hämophagozytische Lymphohistiozytose ist eine seltene Erkrankung, bei der sich Histiozyten und Lymphozyten (Arten weißer Blutkörperchen) in Organen ansammeln und andere Blutzellen zerstören. Der Auslöser kann eine Infektion wie sein die COVID -19- und betrifft vor allem Menschen, die in der Immunität, Autoimmunerkrankungen oder Krebs fehlen.

Die virus tritt in den Zellen des Körpers durch den ECA-II - Rezeptor.

Stimmt. Die Renin-Angiotensin-Aldosteron-Achse ist ein Hormonsystem, das den Blutdruck, das extrazelluläre Volumen des Körpers und das Gleichgewicht von Natrium und Kalium im Körper reguliert.

Renin wird von den Zellen des juxtaglomerulären Apparats der Niere ausgeschieden. Es katalysiert die Bewegung von Angiotensinogen, einem in der Leber sezernierten Glykoprotein, in Angiotensin I. Es wird wiederum durch die Wirkung des als ACE-2 oder ACE-2 bekannten Enzyms in der Lunge und anderen Geweben in Angiotensin II umgewandelt Organe.

Das neue Virus gelangt unter anderem durch die Verwendung des Enzyms ACE-2 oder ECA-2 als Rezeptor in die Körperzellen.

Das Absetzen von Behandlungen gegen Bluthochdruck, Diabetes und rheumatoide Arthritis hilft gegen das Virus.

Falsch. Diese Patienten müssen ihre Behandlungen fortsetzen und die Kontrollen und vorbeugenden Maßnahmen intensivieren. In keinem Fall sollten sie ihre Medikamente aussetzen oder sich selbst behandeln, ohne die Aufsicht eines Fachmanns. Die Einhaltung der Behandlung ist in diesen Zeiten noch wichtiger.

Derzeit gibt es keine Belege für das Absetzen dieser Arzneimittel, einschließlich Angiotensin-Converting-Enzym-ACE-Hemmer und Angiotensin-Rezeptor-Blocker (ARBs), die beispielsweise zur Behandlung von Bluthochdruck eingesetzt werden.

Geruchs- und Geschmacksverlust unter den ersten Symptomen.

In einigen Fällen wahr. Einige Patienten mit COVID-19 haben Schwierigkeiten beim Erkennen von Geschmack und Gerüchen gemeldet. Obwohl die Ursache, für die dies auftritt, derzeit nicht bekannt ist, wird sie untersucht.

Diese Menschen berichteten von einem plötzlichen Verlust ihrer Geschmacks- und Geruchssinne, auch ohne die häufigsten Symptome der Krankheit wie Fieber, Husten, Halsschmerzen oder Atembeschwerden zu haben. Diese Anzeichen scheinen früh in der Infektion aufzutreten, sodass Sie Ihre Infektion möglicherweise frühzeitig erkennen können.

Es gibt hilfreiche Alarmzeichen für isolierte minderjährige Patienten in Ihrem Haus, um zu vermeiden, zu Hause zu sterben.

Stimmt. Diese Patienten sollten das Fieber kontrollieren und einen Arzt kontaktieren, wenn es über 38 Grad liegt oder wenn sie Atembeschwerden, ständige Schmerzen oder Druck in der Brust, Veränderungen des Geisteszustands,

Verwirrtheit, Probleme beim Aufwachen oder haben eine bläuliche Färbung der Lippen oder des Gesichts.

Zwischen den Phasen von COVID -19 gibt es unterschiedliche Kurse in Pathogenese, Klinik und Behandlung.

Stimmt. In Fällen einer leichten Krankheit l wird haben keine Symptome oder sehr mild - ein wenig Husten, Fieber unter 38 Grad, verstopfte Nase, allgemeines Unwohlsein. Diese Patienten müssen nicht ins Krankenhaus eingeliefert werden und können sich zu Hause erholen und unter Quarantäne stellen.

Bei schweren Erkrankungen haben die Patienten eine Atemfrequenz von mehr als 30 Atemzügen pro Minute. eine Blutsauerstoffsättigung von weniger als 93%; ein Kirby- oder PaO2 / FiO2-Verhältnis von weniger als 300; und Lungeninfiltrate von mehr als 50% in 24-48 Stunden.

Wenn der Sauerstoffsättigungswert weniger als 90% beträgt, wird eine zusätzliche Sauerstofftherapie angewendet, die unter anderem einen Nasenkatheter, eine Sauerstoffmaske, eine transnasale Sauerstofftherapie mit hohem Durchfluss und eine nicht-invasive oder invasive mechanische Beatmung umfassen kann.

Wenn ein akutes hypoxämisches Atemversagen nicht auf eine herkömmliche Behandlung anspricht, können eine

Hochfluss-Nasenkanüle (HFNC) und eine nicht-invasive Überdruckbeatmung (NIPPV) verwendet werden.

In schweren Fällen weisen Patienten ein Atemversagen auf, das eine mechanische Beatmung oder einen septischen Schock erfordert. Die Behandlung umfasst Sauerstofftherapie, Flüssigkeitsersatz, antibakterielle Behandlungen, Kortikosteroide und Tests mit antiviralen Mitteln, die untersucht werden.

Alle Lungenentzündungen erfordern Röntgen-, Ultraschall- und CT-Untersuchungen.

Falsch. Diese Studien bieten jedoch interessante Indikatoren, die berücksichtigt werden müssen, um die Diagnose zu beschleunigen, die Behandlung zu beginnen und Patienten bei Bedarf zu isolieren. Daher wird die Verwendung empfohlen.

Der molekulardiagnostische RT-PCR-Test und die diagnostischen Schnelltests für SARS-CoV2 sind unterschiedlich.

Stimmt. Der PCR-Test versucht, das Vorhandensein eines Moleküls Ribonukleinsäure (RNA), dem genetischen Material des Virus, nachzuweisen. Es hat den Vorteil, dass es sehr spezifisch ist, da es die Unterscheidung zwischen zwei sehr ähnlichen Krankheitserregern ermöglicht.

Darüber hinaus ist dieser Test sehr effektiv, da er das Virus in den frühen Stadien der Infektion abdeckt. Der Nachteil ist, dass die Ergebnisse zwischen 4 Stunden und zwei Tagen dauern.

Schnelltests verwenden Blutproben, um gegen die Krankheit produzierte Antikörper nachzuweisen, oder Atemproben, um nach Virusproteinen zu suchen.

Im Gegensatz zur PCR sind diese Tests ab dem fünften Tag der Infektion nützlich. Sie haben auch den Nachteil, dass sie nicht so effektiv und spezifisch sind. Als ein Bonus, erlaubt zu Ergebnisse in nur 15 Minuten zu erhalten.

Procalcitonin als Marker für eine bakterielle Infektion.

Stimmt. Der Procalcitoninspiegel (ein Protein, das in einigen Fällen im Körper produziert wird) im Blut ist zu Beginn der Krankheit normalerweise normal, steigt jedoch bei Patienten an, die eine Intensivpflege benötigen. Daher wird empfohlen, Tests durchzuführen, um diesen Indikator regelmäßig zu überwachen, da dies auf eine sekundäre Komplikation einer bakteriellen Infektion hinweisen kann.

Die Krankheit kann extrapulmonale Symptome und Multiorganversagen verursachen.

Stimmt. Wenn sich das Virus zu verbreiten beginnt, kann es verschiedene Symptome im ganzen Körper verursachen. Es ist unklar, ob dies als Folge einer direkten viralen Manifestation oder aufgrund der Entzündungsreaktion auftritt.

Einige häufige Anzeichen sind geistige Verwirrung, kognitiver Verfall und Anfälle im Zentralnervensystem. Nieren- und Nebenniereninsuffizienz; Myokarditis im Herzen; und systemische Vaskulitis.

Im Falle eines Multiorganversagens wird es im Allgemeinen durch den Zytokinsturm verursacht.

Es gibt zuverlässige Prädiktoren für Schweregrad oder Mortalität, die es ermöglichen, fortgeschrittene medizinische Maßnahmen zu ergreifen.

Stimmt. Patienten mit schwerer Lungenentzündung, Dyspnoe und Hypoxämie, die innerhalb von 24 bis 48 Stunden mehr als 50% der Lunge betreffen, müssen dringend behandelt werden, um ein Fortschreiten der Sepsis, einen septischen Schock und ein Syndrom der multiplen Organfunktionsstörung zu verhindern.

Innerhalb dieser Prädiktoren liegt wiederum die Atemfrequenz von mehr als 30 Atemzügen pro Minute; Blutsauerstoffsättigung weniger als 93%; ein Kirby- oder PaO2 / FiO2-Verhältnis von weniger als 300; und Lungeninfiltrate von mehr als 50 Prozent in 24-48 Stunden.

Oseltamivir und andere Virostatika können Behandlungen sein.

Falsch. Derzeit gibt es keine nachgewiesene antivirale Therapie, die gegen dieses Virus wirkt. Einige Medikamente werden jedoch mit dem Verfahren des mitfühlenden Gebrauchs verwendet, das noch nicht zugelassenen Medikamenten vorbehalten ist, die bei Patienten angewendet werden, die keine andere therapeutische Option haben.

Oseltamivir ist ein Anti - Viren verwendet, um einige Arten von Influenza - Infektion zu behandeln (einem andere Art von Virus, Grippe verursacht - wie Syndrom) und einen Teil des Medikaments gegen getesteten die COVID - 19. Es wird für mittelschwere Erkrankungen empfohlen.

Ivermectin oder Nitazoxanid sind Arzneimittel zur Behandlung der Krankheit.

Falsch. Ivermectin ist ein Anthelminthikum zur Behandlung von Parasitosen wie Strongyloidiasis, Onchocerciasis und Krätze. Es wurde unter anderem zur Bekämpfung von HIV, Dengue-Fieber, Influenza und Zika eingesetzt.

Nitazoxanid ist ein Antiparasitikum, das zur Behandlung von Durchfall angewendet wird, der durch das Protozoen-Cryptosporidium oder die Giardia verursacht wird. Beide Medikamente werden gegen getestet dem COVID -19.

Die Behandlung für Krankenhauspatienten ist Azithromycin, Chloroquin und Hydroxychloroquin.

Teilweise wahr. Chloroquin und Hydroxychloroquin sind zwei Malariamittel, die auch zur Behandlung von Autoimmunerkrankungen wie Lupus und einigen Arten von Arthritis eingesetzt werden. Azithromycin ist mittlerweile ein Antibiotikum.

Es beschäftigt sich mit der Verwendung dieser assoziierten Arzneimittel mit dem COVID -19. Die Umsetzung wird in Fällen empfohlen, in denen offensichtliche Risikofaktoren für das Fortschreiten der Krankheit vorliegen.

Unter den Nebenwirkungen von Chloroquin wurden Schwindel, Kopfschmerzen, Übelkeit, Erbrechen, Durchfall, verschiedene Arten von Hautausschlägen und Herzstillstand identifiziert.

Die Verwendung von frischem Plasma oder Immunglobulinen von erholten Patienten kann zur Behandlung anderer Patienten und zur Vorbeugung von Infektionen beitragen.

E n Studie. Diese Behandlung beinhaltet die Entfernung von Blutplasma von Menschen, die sich von der Krankheit erholt haben, um kritisch kranke Patienten zu behandeln.

Dieses Plasma, das durch eine Transfusion verabreicht wird, enthält Antikörper, die das Virus angreifen und den Patienten helfen können, sich schneller zu erholen.

Interferon, monoklonale Antikörper und intravenöse Immunglobuline sind Behandlungen.

In der Studie. Interferon ist ein Molekül, das vom Körper selbst produziert wird, um Virusinfektionen zu bekämpfen und Entzündungen zu regulieren. Die Anwendung bei Patienten mit COVID-19 wird für kritische Fälle empfohlen.

Monoklonale Antikörper sind Proteine, mit denen das Immunsystem Fremdkörper wie Bakterien und Viren identifiziert und neutralisiert. Seine Verwendung könnte die Fähigkeit des neuen Coronavirus blockieren, in Zellen einzudringen.

Intravenöses Immunglobulin ist eine Substanz, die aus Antikörpern hergestellt wird, die aus dem Blut gesunder Spender extrahiert werden. Eine frühe Dosis könnte die Prognose kritisch kranker Patienten mit COVID-19 verbessern.

Troponine und andere Enzyme weisen auf Endothelschäden, Herzschäden und akuten Myokardinfarkt hin.

Stimmt. Erhöhte Troponine sind ein Marker für Myokardschäden. Der Herzmarkertest misst wiederum die Freisetzung verschiedener Enzyme im Blut, die bei der Diagnose eines Herzinfarkts helfen.

Herzinsuffizienz tritt auf, wenn der Herzmuskel das Blut nicht richtig pumpt. Bestimmte Zustände wie verengte

Arterien oder Bluthochdruck lassen das Herz zunehmend zu schwach oder steif werden, um es effektiv zu füllen und zu pumpen.

Akuter Myokardinfarkt, auch Herzinfarkt genannt, tritt als Folge einer unzureichenden Blutversorgung des Herzens und des daraus resultierenden Sauerstoffmangels auf.

Angehörige von Gesundheitsberufen müssen sich stärker vor einem Herzstillstand schützen.

Stimmt. Ein kardiorespiratorischer Stillstand beinhaltet die plötzliche und unerwartete Unterbrechung der Durchblutung und die spontane Atmung. Dies führt zu einem Sauerstoffmangel in den lebenswichtigen Organen, der insbesondere das Gehirn schädigt. Wenn es 6-8 Minuten lang keinen Sauerstoff mehr erhält, kommt es zum Tod seiner Zellen, was zu einer irreversiblen Situation führt.

Bei Wiederbelebungsverfahren sollte medizinisches Personal N95-Masken, Gesichtsschutz, Latexhandschuhe, wasserdichte Isolationskleidung, Schutzkleidung und ggf. Atemschutzmaske als Schutzmaßnahmen verwenden.

Bei Arbeitslosigkeit verbessern Sie die Atemwege mit: Ambu, Kehlkopfmasken und endotrachealer Intubation.

Stimmt. Um den Atemwegsbereich von Patienten zu verbessern, die nicht atmen oder Probleme beim Atmen haben, kann ein manueller Beatmungsbeutel namens Ambu verwendet werden. Es ist eine selbstexpandierende Beutelmaske, die für Überdruckbelüftung sorgt.

Andere Möglichkeiten sind das Aufsetzen einer Kehlkopfmaske oder die Durchführung einer endotrachealen Intubation. Im letzteren Fall wird eine Sonde durch den Mund oder die Nase in die Luftröhre eingeführt.

Bei der Herzreanimation lautet die Sequenz: Defibrillation, Herzmassagetechnik bei Pronation, Medikation.

Dies hängt von der Ursache des Herzstillstands ab. Im Falle eines Herzstillstands muss ein sofortiges CPR-Verfahren zur kardiopulmonalen Wiederbelebung durchgeführt werden. Mund-zu-Mund-Atmung wird mit Brustkompressionen kombiniert, um die Lunge mit Sauerstoff zu versorgen und den Blutkreislauf aufrechtzuerhalten, bis Atmung und Herzklopfen wiederhergestellt werden können.

Die fortgeschrittene Pflege wird mit der Defibrillation fortgesetzt, bei der ein Gerät verwendet wird, um dem Herzen einen elektrischen Schlag zu versetzen. Dies führt dazu, dass es kurz anhält und dann seinen normalen Rhythmus wieder aufnimmt.

Schließlich können bestimmte antiarrhythmische Medikamente auch zur Behandlung des Notfalls oder zur Langzeittherapie erforderlich sein.

Zur Untersuchung von Herzschäden werden folgende Maßnahmen durchgeführt: Echokardiogramm, interventionelle Koronarangiographie und Thrombolyse.

Stimmt. Die Echokardiographie ist ein Test, der Bilder des Herzens erstellt und bei der Diagnose von Organfehlern hilft.

Die Koronarangiographie ist ein Verfahren, bei dem ein Katheter in eine Arterie im Arm oder in der Leiste eingeführt wird, die vorsichtig zum Herzen geführt wird, um die Behinderung des Blutflusses zu erkennen.

Die Thrombolyse ist ein Prozess, bei dem Blutgerinnsel mit Medikamenten abgebaut werden.

Es hilft bei der immunmodulatorischen Wirkung von Statinen, Propolis, homöopathischen Tropfen und Levamisol.

In der Studie. Statine sind Medikamente, die den Cholesterinspiegel und bestimmte Fette im Blut senken und so Herz-Kreislauf-Erkrankungen reduzieren. Sie haben auch eine immunmodulatorische und entzündungshemmende Wirkung. Der Nachweis ihrer Rolle bei Patienten mit COVID 19 ist rar.

Propolis ist ein von Bienen hergestelltes Material, das zur Behandlung von Schwellungen und Wunden im Mund verwendet wird. Seine Verwendung könnte das Immunsystem stärken und als natürliches Antivirusmittel wirken.

Für homöopathische Tropfen gibt es derzeit keine wissenschaftlichen Beweise dafür, dass ihre Verwendung die Abwehrkräfte gegen Viruserkrankungen und Infektionen der Atemwege erhöht.

Levamisol ist ein anthelmintisches und immunmodulatorisches Medikament. Denn jetzt gibt ist keine Gewissheit, dass es wirksam ist zur Vorbeugung oder Behandlung der COVID -19.

Verbessert die Abwehrkräfte: Vitamin D, Vitamin-Seren mit B-Komplex und Überdosierung mit Vitamin C.

Falsch. Es gibt keine wissenschaftlichen Beweise dafür, dass diese Vitamine die COVID-19- Infektion wirksam verhindern. Darüber hinaus hat die Einnahme und Injektion von Vitamin C, Vitaminpräparaten und anderen Präparaten keine unmittelbare Wirkung. Die Anwendung muss langfristig, korrekt und mit einem gesunden Lebensstil kombiniert sein, um effektiv zu sein.

Um die Funktion des Immunsystems zu verbessern, ist es auf jeden Fall am besten, sich ausgewogen zu ernähren, mäßig zu trainieren und einen guten Zustand der psychischen Gesundheit aufrechtzuerhalten.

Eine Vitamin-D-Supplementierung könnte dazu beitragen, akute Infektionen der Atemwege zu verhindern.

Wirksame Impfstoffe sind möglicherweise in weniger als 2 Jahren verfügbar.

Stimmt. Es wird geschätzt, dass seine Entwicklung zwischen 6 Monaten und anderthalb Jahren dauern kann. Die Fristen sind in der Regel viel länger, aber es ist möglich, dass die internationalen Regulierungsbehörden in dieser globalen Krisensituation mehr Flexibilität bei der Genehmigung haben.

Es betrifft Schwangerschaft, Geburt und Neugeborene.

Nicht geprüft. Im Gegensatz zu anderen Infektionskrankheiten scheinen schwangere Frauen mit COVID-19 kein schwerwiegenderes Krankheitsbild zu entwickeln als die allgemeine Bevölkerung. Es gibt auch keine Hinweise darauf, dass die Krankheit das Risiko einer Fehlgeburt erhöht.

Darüber hinaus zeigen die ersten Studien, dass es vor, während und nach der Geburt keine vertikale Übertragung von infizierten Müttern auf Nachkommen gibt.

Es wird die psychomotorische und intellektuelle Entwicklung von Kindern beeinträchtigen.

Falsch. Die COVID -19 wirkt sich auf Kinder in einem sehr kleinen Anteil im Vergleich zu Erwachsenen. Darüber hinaus ist die Krankheit in diesen wenigen Fällen normalerweise sehr mild und hinterlässt normalerweise keine Folgen.

Genesene Patienten können die Isolation und die Verwendung von Masken verlassen.

Stimmt. Um entlassen zu werden, müssen diese Patienten stabil und fieberfrei sein und die Lungenbilder müssen eine signifikante Verbesserung ohne Anzeichen einer Organfunktionsstörung aufweisen.

Darüber hinaus müssen Atmung und Sprache normalisiert sein und die Person muss mindestens 3 Tage lang bei klarem Bewusstsein sein. Schließlich müssen zwei aufeinanderfolgende negative Ergebnisse an verschiedenen Tagen des PCR Tests durchgeführt werden.

Genesene Patienten sind immun gegen SARS-Cov2.

In der Studie. Für eine Antwort ist es noch zu früh. Derzeit gibt es keine bestimmenden wissenschaftlichen Daten zur Dauer der schützenden Immunantikörper, die bei Patienten erzeugt wurden, die die Krankheit hatten und geheilt wurden. Diese Patienten können jedoch vor zukünftigen Infektionen geschützt werden.

Die meisten Menschen, die mit SARS infiziert wurden, entwickelten eine langfristige Immunität zwischen acht und zehn Jahren. Bei MERS war es viel kürzer. Es wird geschätzt, dass die Immunität gegen COVID-19 mindestens 1 oder 2 Jahre alt sein könnte, obwohl derzeit keine konkreten Daten vorliegen.

Hinterlässt funktionelle Folgen oder Lungenfibrose bei genesenen Patienten.

In der Studie. Obwohl es noch zu verfrüht ist, Schlussfolgerungen zu ziehen, da die Krankheit noch sehr jung ist, wurden Fälle festgestellt, in denen die Lunge eine Art von Fibrose aufweist.

Ebenso hängt dies auch vom Zustand des Organs vor der Krankheit ab.

Band 2

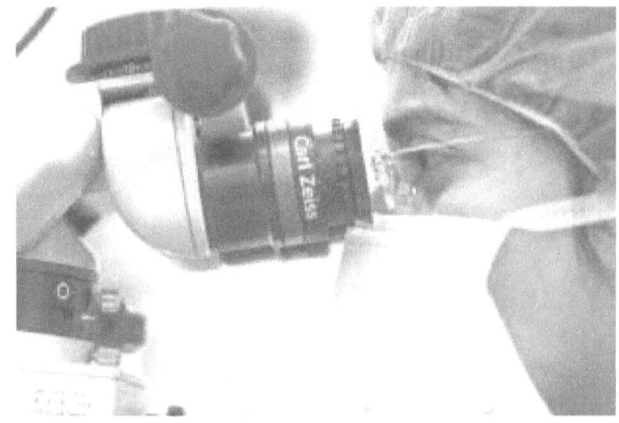

Richtet sich an Mediziner, ihr Wissen in Bezug auf die SARS-CoV-2 und Pathologie zu bereichern COVID -19.

Neues Coronavirus- Handbuch

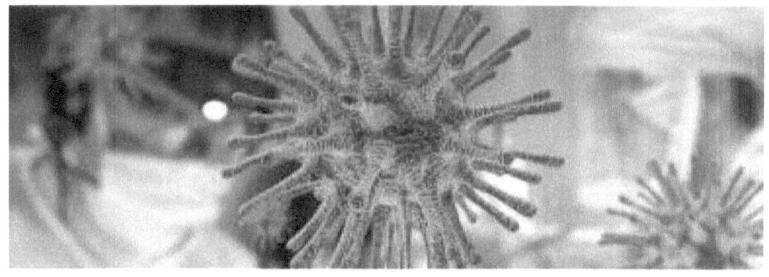

Dr. Mario Vega Carbó

Endokrinologe

Ausgabe 2020

-Volumen Nr. 2 -

Hintergrund und Zeitachse der Pandemie

Das neue Coronavirus COVID -19 erschien Anfang Dezember 2019 erstmals in Wuhan City, Provinz Hubei in China.

In nur einem Monat stieg die Zahl der Fälle exponentiell an und nur drei Monate später handelt es sich bereits um eine globale Pandemie.

Die wichtigsten Daten dieser Pandemie sind nachstehend beschrieben:

Am **8. Dezember 2019** wurden in Wuhan, Provinz Hubei, China, sieben Fälle einer seltsamen Krankheit gemeldet, die ähnliche Symptome wie eine Lungenentzündung verursachte.

Am **21. Dezember dieses Jahres** identifizierte das chinesische Zentrum für Krankheitskontrolle eine erste Gruppe von 15 Patienten, die von einer Lungenentzündung unbekannter Ursache betroffen waren.

Die **30. Dezember 2019** genetische Sequenzierung des Erregers bei einem Patienten berichtete, die Präsenz, noch tot almente bestätigt, einen Corona - Virus auf das Severe Acute Respiratory Syndrome (SARS) verwendet.

Darüber hinaus stellte sich heraus, dass die Mehrheit der kranken Patienten Arbeiter oder Kunden des Wuhan Wholesale Seafood Market waren, von denen sich sieben in einem kritischen Zustand befanden.

Am **31. Dezember 2019** wurde das Wuhan Municipal Health Center dringend über das Vorliegen einer Lungenentzündung unbekannter Ursache informiert. Zu diesem Zeitpunkt sind in dieser Stadt bereits Dutzende von Patienten in Krankenhäusern betroffen.

Im Januar wurde der Ursprung dieser Krankheit entdeckt und es traten Fälle außerhalb Chinas auf. Dieser Monat war der Beginn der weltweiten Expansion des neuen Coronavirus.

Am **9. Januar 2020** starb den "Patient Null", einen alten Mann von 61 Jahren, die krank sagten immer nach dem Wuhan Fischmarkt zu besuchen.

Am selben Tag **teilten die** chinesischen Gesundheitsbehörden der Weltgesundheitsorganisation (WHO) mit, dass sie eine **neue Art von Coronavirus** namens **2019-nCoV identifiziert haben**, die den Ausbruch einer Lungenentzündung in Wuhan verursacht.

Am **13. Januar meldete die WHO** den ersten Fall von COVID-19 außerhalb Chinas, in diesem Fall in Thailand. Das Opfer war eine 61-jährige Chinesin, die fünf Tage zuvor nach Bangkok geflogen war.

Am **16. Januar** meldete **Japan** seinen ersten Fall einem Einwohner der Präfektur Kanagawa.

Am **20. Januar** teilte Südkorea der WHO mit, dass es einen ersten Fall bestätigt habe. Gleichzeitig identifizierten chinesische Forscher an diesem Tag drei verschiedene Stämme des 2019-nCoV und bestätigten, dass das ursprüngliche Coronavirus, das in Wuhan auftrat, mutiert war.

Während die Ankündigung dieser Entdeckung erfolgte, bestätigten die Vereinigten Staaten das Auftreten des ersten Falls in diesem Land im Bundesstaat Washington.

Singapur meldete seinen ersten Fall **am 23.** Januar bei einer Person aus Wuhan, ebenso wie Taiwan und Vietnam.

Am **23. Januar** ordnete die chinesische Regierung eine vollständige Quarantäne für die 11 Millionen Einwohner von Wuhan sowie die Annullierung von Flügen und Zugabfahrten von und nach dieser Stadt an.

Der Betrieb von Zügen, Bussen und Fähren in der gesamten Metropolregion dieser Stadt wurde ebenfalls eingestellt.

Zu diesem Zeitpunkt waren bereits 17 Menschen in China gestorben und weitere 580 waren außerhalb dieses Landes infiziert.

Am **24. Januar wurde** der erste Bericht von COVID-19 in Europa bei zwei Franzosen registriert, die mit einem Flug von Wuhan nach Paris kamen, während China berichtete, dass auf seinem kontinentalen Territorium bereits 830 infiziert waren.

Australien seinerseits berichtete **am 25. Januar**, dass bei 3 Staatsangehörigen, die aus Wuhan angereist waren, COVID -19 diagnostiziert wurde.

Am selben Tag meldete Kanada seinen ersten Fall in der Stadt Toronto, ebenfalls bei einem Touristen, der aus Wuhan zurückgekehrt war.

Am **27. Januar** meldete Deutschland seinen ersten Fall einem Staatsangehörigen aus der Bayern-Region, der aus Shanghai, China, zurückgekehrt war.

Am **29. Januar** der COVID -19 erreichte den Persischen Golf, wenn UAE WHO informiert, dass 4 von diesem Virus hatten Fälle bestätigt, die alle bei Menschen, die in Wuhan, China waren.

Am **30. Januar** berichtete die WHO, dass COVID-19 in allen Provinzen des chinesischen Festlandes sowie in mehreren Ländern in Europa, Nord- und Südamerika vorhanden war.

An diesem Tag erklärte die WHO aufgrund des Ausbruchs von COVID-19, bei dem in China bereits 170 Menschen getötet und 7.711 Menschen erkrankt waren, den **globalen Gesundheitsnotstand**.

Zu dieser Zeit hatte China die vollständige Schließung von Wuhan und die Einstellung aller nicht wesentlichen Aktivitäten angeordnet, damit die Bevölkerung isoliert bleibt und die Ansteckung von Mensch zu Mensch verringert.

Am selben Tag meldete Italien seine ersten beiden Fälle, es wurde jedoch keine besondere Maßnahme erlassen, um die Ausbreitung der Ansteckung zu verhindern, mit Ausnahme von Beschränkungen für Reisende aus China.

Der **Monat Februar** war der Beginn der raschen Ausbreitung von COVID-19 in Europa, Lateinamerika und Europa, wo mehrere Länder extreme Maßnahmen der sozialen Isolation und der Schließung von Grenzen anwenden mussten, um die Epidemie zu stoppen.

Das Datum **des 28. Februar** fällt **auf**, als die ersten beiden Fälle in Latcinamcrika bei zwei Mexikanern gemeldet wurden, die Italien besucht hatten. Sofort wurden Fälle aus Chile, Kolumbien und Brasilien gemeldet.

Der **Monat März markiert die Deklaration einer globalen Pandemie COVID -19** von der Weltgesundheitsorganisation und der exponentielle Anstieg der bestätigten Fälle auf allen Kontinenten außer Afrika.

Vom **5. bis 6. März wurde** das Auftreten von COVID-19 in Mittel- und Südamerika gemeldet, in diesem Fall in Argentinien, Peru, Kolumbien und Costa Rica.

Bis **zum 7. März waren** mehr als 90 Länder mit COVID-19 konfrontiert, und 102.000 Infizierte waren registriert worden, und fast 3.500 Menschen starben. An diesem Tag meldete Paraguay seinen ersten Fall von Coronavirus.

Am 9. von März Deutschland berichtet, dass Deutschland 1100 Fälle von gemeldet hat COVID -19 und die ersten 2 Todesfälle ereignen sich in diesem Land.

Am **12. März** berichtet die WHO, dass weltweit 126.100 mit COVID-19 infiziert sind und 4.600 Menschen sterben.

Am **14. März** berichtet die WHO, dass Europa das neue Epizentrum der COVID- 19- Epidemie ist und die Vereinigten Staaten den nationalen Gesundheitsnotstand erklären. Für diesen Tag sind mehr als 145.300 Menschen infiziert und es gibt 5.500 Todesfälle.

Im Gegensatz dazu berichtete die WHO, dass sich 71.600 Menschen, hauptsächlich in China, erholt hatten.

Am **16. März** zwingt die Situation in Europa die Europäische Union, die Binnengrenzen zu schließen. Portugal meldet den ersten Tod an diesem Coronavirus.

Am **18. März** erreicht Spanien 11.178 Infizierte und 491 Verstorbene. M infiziert ährend weltweit 218.000, 8.809 Tote und 84.000 Menschen zurückgewonnen berichtet.

Nur einen Tag später erreichte Italien 3.405 Todesfälle und übertraf China mit 3.252 registrierten Todesfällen. Weltweit steigt die Zahl der Infizierten auf 244.000 mit 10.000 Todesfällen und 86.000 Genesungen.

Am **25. März** überstieg Spanien die Zahl der Todesfälle in China mit 3.434 Todesfällen, von denen 738 in den letzten 24 Stunden aufgetreten waren.

Am **27. März** registriert Spanien in nur 24 Stunden 769 Todesfälle. In der Welt sind über 500.000 Menschen infiziert, von denen 88.000 den Vereinigten Staaten entsprechen. Das bringt die USA über China und Italien in der Anzahl der Infektionen.

Am **30. März** übertraf Spanien China in zahlreichen positiven Fällen, und weltweit waren weltweit mehr als 700.000 Menschen infiziert.

Hinzu kommen mehr als 30.000 Todesfälle aufgrund von Komplikationen im Zusammenhang mit dieser Krankheit.

Teil I. Abwehrkräfte, Atemwege und Viren

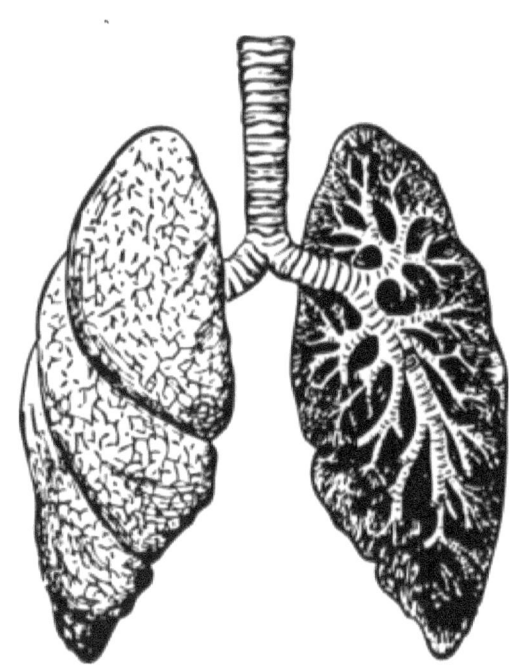

Der menschliche Körper verfügt über ein Immunsystem, das sich vor Infektionen und externen Krankheitserregern schützt.

Dieses System besteht aus einer Vielzahl von Blutzellen, sogenannten weißen Blutkörperchen oder Lymphozyten, die speziell zum Nachweis und zur Zerstörung von Mikroorganismen außerhalb des Körpers angepasst sind.

An der Bildung dieser Zellen sind unterschiedliche Körperstrukturen wie Milz und Knochenmark beteiligt.

Darüber hinaus verfügt der Körper über Strukturen, die helfen, Toxine und Krankheitserreger aus dem Blutfluss zu filtern und zu entfernen. Lymphknoten sind die Hauptstrukturen dieses Typs.

1. Arten der Immunität

Der Begriff Immunität stammt von der lateinischen *Immunis*, was "kostenlos" bedeutet. Dieser Begriff bezieht sich auf die allgemeine Fähigkeit eines Organismus oder Wirts, einer bestimmten Infektion oder Krankheit zu widerstehen.

Zu Beginn des 20. Jahrhunderts wurden die Konzepte des "Antikörpers" so definiert, dass sie sich auf die Proteine beziehen, die von den Zellen des Immunsystems produziert werden, die an der humoralen Immunität beteiligt sind, und auf "Antigene" für Substanzen, die an die Antikörper binden oder deren Produktion stimulieren.

Die Abwehr eines Infektionserregers basiert auf einer Kombination der frühen organischen Reaktion im Zusammenhang mit der angeborenen Immunität und der nachfolgenden Reaktion, die sich aus der vom Körper entwickelten adaptiven Immunität ergibt.

Als angeborene Immunität, auch natürlich genannt, werden die Mechanismen beschrieben, die der Körper hat, um sich vor Infektionen zu schützen, bevor sie auftreten.

Diese Mechanismen sind die erste Verteidigungslinie des Körpers gegen Infektionen. Dazu gehören chemische und physikalische Barrieren, Phagozytenzellen, natürlich vorkommende zytoxische Zellen und Blutproteine.

Die adaptive Immunität, auch erworben genannt, entwickelt den Körper durch Stimulation, nachdem er Krankheitserregern ausgesetzt wurde. In diesem Fall ist die Immunität selektiv und spezifisch für jede Art von Infektionserreger. Die Hauptschuldigen für diese adaptive Immunität sind Lymphozyten.

Es gibt zwei Arten der adaptiven Immunität, wie die humorale Immunität und die zelluläre Immunität.

2. Humorale und zelluläre Immunität

Die zelluläre Immunität basiert auf der Abwehr des Organismus durch die Aktivierung von zellulären T-Lymphozyten, hauptsächlich in Gegenwart intrazellulärer Mikroorganismen.

Die humorale Immunität beruht ihrerseits auf der Abwehr des Organismus durch die Wirkung von Makromolekülen, die als Antikörper bezeichnet werden. In diesem Fall werden sie im Allgemeinen aktiviert, um Infektionen durch extrazelluläre Mikroorganismen und die von ihnen produzierten Toxine anzugreifen.

Dieser Abwehrmechanismus hat wiederum die Fähigkeit, die bekämpfte Infektion durch Gedächtnis-B-Lymphozyten abzurufen. Auf diese Weise werden die Abwehrkräfte des

Körpers schneller und effizienter aktiviert, wenn die Infektion erneut auftritt, um sie zu bekämpfen.

Es kann jedoch nicht gesagt werden, dass es sich um zwei völlig getrennte Formen der Immunität handelt, da die Zellen und physiologischen Prozesse, die an beiden Arten der Reaktion beteiligt sind, eng miteinander verbunden sind.

3. Aktive und passive Immunität

Eine andere Form der Infektionsresistenz ist die aktive Immunität, bei der das körpereigene Immunsystem motiviert ist, zu reagieren, wenn es einem Antigen oder einer bestimmten immunogenen Struktur ausgesetzt wird.

Die passive Immunität besteht ihrerseits aus dem, was der Einzelne durch externe Übertragung erlangt. Dies bedeutet, dass es sich um eine erworbene Immunität handelt, ohne dem Antigen ausgesetzt zu sein, das einer bestimmten Infektion entspricht, wie dies bei der Immunität der Fall ist, die die Mutter auf den Fötus überträgt oder die nach der Behandlung gegen Tollwut oder Tetanus erworben wurde.

4. Abwehr gegen biologische Arbeitsstoffe

Jeder lebende Organismus verfügt über Mechanismen, um sich vor der schädlichen Wirkung biologischer Arbeitsstoffe zu schützen. Dies können unspezifische oder spezifische Mechanismen sein.

Die unspezifischen Mechanismen reagieren auf Krankheitserreger oder Fremdstoffe, die in den Organismus gelangen, und zerstören diese so schnell wie möglich. Zu den unspezifischen Mechanismen gehören natürliche Barrieren, die Mikroflora und die Entzündungsreaktion oder die unspezifische zelluläre Reaktion.

Natürliche Barrieren, auch Primärbarrieren genannt, bestehen aus Tierhaut und Pflanzenepidermis sowie Schleimsekreten. Seine Funktion besteht darin, den Eintritt von Krankheitserregern in den Körper durch eine physikalische oder mechanische Barriere zu blockieren.

Die Haut wirkt aufgrund ihrer Dicke, Wasserdichtigkeit und leichten Säure aufgrund der Freisetzung von Fettsäuren in den Talgdrüsen als Wand gegen äußere Einflüsse. Vaginalsekrete, Nasenschleim und Magenschleimhaut schützen dank ihrer bakteriziden Enzyme auch vor dem Eindringen von Bakterien in den Körper. Schleim aus Nase und Atemwegen hilft, Fremdstoffe und Bakterien durch Niesen und Husten aus der Lunge zu fangen und auszuscheiden.

Mikroflora sind Kommensalstämme von Bakterien, die eine Symbiose mit dem menschlichen und tierischen Körper eingehen und sie vor fremden Bakterien schützen, indem sie mit ihnen um Nährstoffe konkurrieren und Substanzen freisetzen, die ihre Entwicklung beeinflussen. Die Haut und der Darm sind von Tausenden solcher symbiotischen Mikroorganismen bedeckt.

Die Entzündungsreaktion oder unspezifische Zellreaktion besteht ihrerseits aus einer Reaktion der Zellen, um sich vor Krankheitserregern zu schützen, die in vielen Fällen Substanzen wie Interferone produzieren, die verhindern, dass Viren ihren Vermehrungsprozess beginnen.

Die Produktion von Histaminen und anderen Substanzen führt zu einer Erweiterung der Blutgefäße im betroffenen Bereich und damit zu einer Entzündung.

5. Anatomie der Atemwege

Aus anatomischer Sicht besteht das menschliche Atmungssystem aus folgenden Strukturen:

- Obere Atemwege.
- Untere Atemwege.
- Zwerchfellmuskeln und Zubehör.

Die oberen Atemwege bestehen aus Nase und Rachen. Der Pharynx wiederum kommuniziert mit den unteren Atemwegen, die aus den Bronchien und Bronchiolen in der Lunge bestehen.

Die Lungen wiederum bestehen aus Millionen von Strukturen, die Alveolen genannt werden und in denen der Austausch von CO_2 und O_2 zwischen der Atmosphäre und dem Körper stattfindet. Die Lunge und die unteren Atemwege befinden sich wiederum im Brustkorb, umgeben von den Rippen.

Der Ein- und Austritt von Luft aus der Lunge, die wir als Atmungsaktion kennen, wird durch die regelmäßige Bewegung des Zwerchfells verursacht, eines kuppelartigen Muskelsatzes unterhalb der Lunge. Durch Anheben und Absenken und Absenken des Zwerchfells wird die Lunge durch mechanische Wirkung mit Luft gefüllt oder entleert.

6. Barrieren, Schleimhaut und Atemwegsepithel

Wie bereits erwähnt, verfügt der Körper über natürliche Barrieren, um sich vor dem Eindringen von Bakterien, Viren und gefährlichen Substanzen zu schützen. Bei der Lunge sind die Nasenschleimhaut und das Atemwegsepithel die Hauptschutzstrukturen.

Das respiratorische Epithel ist selbst ein Flimmerepithel, das heißt, es hat Tausende kleiner Haare oder Bärte und bedeckt den gesamten Atemtrakt. Die Bewegung ihrer Bärte oder Zilien in Kombination mit dem kontinuierlich abgesonderten Schleim hilft, tote Bakterien, Staub und

Krankheitserreger, die sich in ihnen befinden können, aus der Lunge zu entfernen. In schweren Fällen wird der Hustenmechanismus aktiviert, um Schleim oder übermäßigen Schleim auszutreiben.

Die Nasenschleimhaut wiederum produziert eine große Menge Schleim und ist die erste physikalische Barriere gegen das Eindringen von Fremdpartikeln und Bakterien in die Lunge. Beim Nachweis dieser tritt eine allergische Reaktion auf, die durch vermehrten Schleim und Niesen gekennzeichnet ist und dazu beiträgt, Bakterien aus den oberen Atemwegen auszutreiben.

7. Akute Infektionen und Infektionen der Atemwege

Verschiedene *akute* Erkrankungen der Atemwege, die durch plötzlich auftretende Viren und Bakterien verursacht werden und deren Symptome weniger als 15 Tage andauern, werden unter dem Begriff *Akute Atemwegsinfektion* (ARI) zusammengefasst.

ARF ist die häufigste Art von Atemwegserkrankungen auf dem Planeten. Zu seinen Varianten gehören unter anderem leichte Erkältungen, schwere Erkältungen und Lungenentzündung.

Viren sind die häufigste Ursache für Infektionen der Atemwege und können nicht nur die Lunge und die Bronchien betreffen, sondern auch Probleme auf Ohrhöhe (Otitis) und Nebenhöhlen (Sinusitis) verursachen.

Es gibt jedoch sehr gefährliche bakterielle Erkrankungen wie die durch den Koch-Bacillus verursachte Tuberkulose, die den Tod des Patienten sowohl aufgrund einer Schädigung seiner Atemwege als auch anderer Organe verursachen können.

Im Allgemeinen sind Erkältungen, Pharyngitis und Rhinosinusitis die häufigsten Infektionen der Atemwege. Die Erkältung ist gekennzeichnet durch verstopfte Nase, erhöhte laufende Nase, Niesen und Husten, Kopfschmerzen und Unwohlsein.

Pharyngitis ist bemerkenswert für Halsschmerzen, oft begleitet von Symptomen der Erkältung und weißen Flecken oder schmerzhaften Klumpen im Hals und in den Mandeln. Die Ursache kann viral oder bakteriell sein.

Rhinosinusitis ist eine Infektion, die die Schleimhaut der Nasennebenhöhlen und der Nase betrifft. Zu den Symptomen zählen Gesichtsschmerzen, verstopfte Nase, Fieber und allgemeine Beschwerden. Es kann durch ein Virus oder Bakterien verursacht werden.

8. Die häufigsten Atemwegsviren

Daten der Weltgesundheitsorganisation zeigen, dass es weltweit mehr als 150 Viren gibt, die Atemwegserkrankungen verursachen können.

Allerdings sind die häufigsten Rhinoviren, verantwortlich für die Erkältung und Influenzavirus, Parainfluenza, Adenovirus und Viru s Syncytial Respiratory (VRS).

Das Influenzavirus verursacht die sogenannte Grippe, eine hoch ansteckende Atemwegserkrankung mit einer Inkubationszeit von 1 bis 3 Tagen. Es gibt zwei Arten von Influenzaviren, A und B, die regelmäßig mutieren, und daher ist die Mehrheit der Bevölkerung anfällig für die neu auftretenden Stämme. Die Symptome treten plötzlich auf, mit Fieber, Schüttelfrost, Muskel- und Kopfschmerzen und hohem Fieber sowie reichlichem Ausfluss von Nasenschleim.

Das Parainfluenza-Virus ist ebenfalls sehr häufig, betrifft jedoch hauptsächlich die Lunge und verursacht Entzündungen der Bronchien und Bronchiolen sowie einige Arten von Lungenentzündungen. Die ersten Symptome scheinen eine Erkältung mit laufender Nase und Fieber zu sein, aber auch Brustschmerzen und Atemnot treten auf.

Das Respiratory Syncytial Virus (RSV) verursacht seinerseits Infektionen der Lunge und der Atemwege. Es betrifft hauptsächlich kleine Kinder und ältere Erwachsene und sein erstes Symptom ist trockener Husten. Je nach Alter und körperlicher Verfassung kann es zu Atemnot und sehr hohem Fieber kommen.

Schließlich haben wir Adenoviren, die sowohl Darm- als auch Atemwegsinfektionen verursachen. Es kann das ganze Jahr über angreifen, aber Spitzen werden normalerweise im Winter und Frühsommer aufgezeichnet. Zusätzlich zu Erkältungssymptomen verursachen sie Magenschmerzen, Erbrechen und Durchfall, die den Patienten schwächen.

9. Bakterielle Superinfektionen

Bei immunsuprimierten Patienten, wie z. B. AIDS-Betroffenen, älteren Erwachsenen oder Patienten mit schwerwiegenden Krankheiten wie Krebs, kann es vorkommen, dass sie Infektionen aufweisen, die durch mehr als eine Bakterienart gleichzeitig verursacht werden.

Eine Virusinfektion kann auch zu einem Rückgang der Fähigkeit des Körpers führen, bakterielle Infektionen zu bekämpfen, wodurch Türen für mittelschwere bis schwere Lungenprobleme geöffnet werden. Es ist üblich, immunsuprimierte Patienten zu finden, deren Lungenprobenkulturen das gleichzeitige Vorhandensein von *S. pneumoniae-*, *M. catarrhalis-* und *H. influenzae-* Bakterien zeigen. Daher müssen sie sich einer Breitband-

Antibiotikabehandlung unterziehen, die in vielen Fällen auch Nebenwirkungen auf Nieren und Leber von Hochrisikopatienten haben kann.

10. Komplikationen der oberen und unteren Atemwege

Die häufigsten Komplikationen der oberen und unteren Atemwege sind Bronchitis, Sinusitis, Laryngitis und Otitis.

Bronchitis ist eine Infektion sowohl bakteriellen als auch viralen Ursprungs, die sich normalerweise nach einer Grippe in den Bronchien manifestiert, deren Entzündung verursacht und den Luftdurchgang durch sie verringert. Dies führt zu Atembeschwerden sowie zu einer erheblichen Erhöhung der Schleimproduktion durch das Lungenepithel.

Folglich gibt es einen Husten mit sehr starkem Schleim, der zwischen 3 und 4 Wochen anhalten kann, begleitet von Fieber, Halsschmerzen, Durchfall und Magenverstimmung. Wenn es nicht rechtzeitig geheilt wird, kann es zu Fibrose und bleibenden Lungenschäden kommen.

Pharyngitis ist eine Entzündung des Pharynx oder des Rachens, die durch Erkältung, Influenzavirus, Mononukleose oder Strep verursacht wird. Es verursacht Schmerzen beim Schlucken oder Sprechen, Juckreiz und trockener Hals, Entzündungen der Mandeln und Stimmverlust. Wenn es nicht richtig behandelt wird, kann es sich auf das Innenohr und die Nebenhöhlen ausbreiten und andere störende Symptome verursachen.

Laryngitis ist eine Entzündung des Kehlkopfes, des Organs, in dem sich die Stimmbänder befinden. Es ist gekennzeichnet durch einen vollständigen oder teilweisen Stimmverlust sowie eine Entzündung der Mandeln. Es kann durch Viren, Bakterien oder Verunreinigungen verursacht werden. Eine der gefährlichsten Komplikationen ist die Epiglottitis, bei der sich die Epiglottis entzündet und den Luftdurchgang zur Lunge blockiert.

Schließlich haben wir eine Lungenentzündung, bei der es sich um eine Entzündung der Lunge durch Viren, Bakterien oder Pilze handelt. Dies führt dazu, dass sich die Lungenalveolen mit Flüssigkeit und Eiter füllen und der Austausch von Kohlendioxid und Sauerstoff zwischen Blut und Luft beim Atmen verringert wird. Weltweit sind bis zu 15% der Todesfälle bei Kindern unter 5 Jahren auf eine Lungenentzündung zurückzuführen. Zu den Symptomen gehören Husten mit Schleim und Blut, Brustschmerzen, hohes Fieber und Atemnot.

Teil II. Virologie, Coronavirus und COVID -19

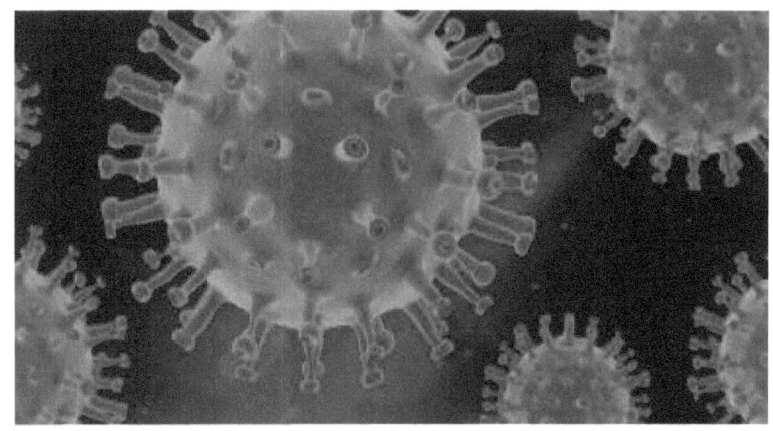

11. Arten und Merkmale von nicht-respiratorischen Viren

Es gibt eine große Anzahl von Viren, die beim Menschen andere organische Krankheiten als Atemwegserkrankungen verursachen. Eine der häufigsten ist die Gastroenteritis, die durch verschiedene Arten von Viren wie Rotaviren, Noroviren, Astroviren und Adenoviren 40 und 41 verursacht werden kann. Die meisten mit Gastroenteritis verbundenen Viren werden oral oder durch übertragen Kontakt mit Fäkalien kranker Patienten.

Es gibt auch 5 Arten von Viren, die Hepatitis verursachen können, eine Krankheit, die die Leber betrifft. Jedes ist durch einen Buchstaben (A, B, C, D und E) gekennzeichnet, der für die Art der Hepatitis gilt, die es verursacht.

Das Cytomegalievirus und das Epstein-Barr-Virus verursachen ebenfalls Leberprobleme sowie das Gelbfiebervirus.

Andere Viren, die andere Organe als die Lunge betreffen, sind das Herpes-Simplex-Virus (HSV), das humane Papillomavirus (HPV) und Echoviren. Andere sehr häufige nicht- pulmonale Erkrankungen, die durch Viren verursacht werden, sind Windpocken, Masern und Röteln.

12. Grippe und Viren sind aggressiver für den Atmungsbaum

Influenza (Typ A und B), Aviäre Influenza A (H5N1 und H7N9) und das Parainfluenza-Virus (Typ 1 bis 4) gehören zu den aggressivsten mit den menschlichen Atemwegen. Dazu kommen Rhinoviren, das respiratorische Syncytialvirus Ay B, das Adenovirus und das humane Metapneumovirus.

Das bekannteste und häufigste ist das Influenzavirus, das die Grippe verursacht und dessen Symptome verstopfte Nase, Husten, hohes Fieber, Erbrechen sowie Bauchschmerzen und Durchfall sind. Es kann auch tödlich sein, wenn die Person besondere Bedingungen für andere Krankheiten hat, sehr alt oder zu jung ist.

Im Laufe der Geschichte gab es 6 Pandemien, die durch das Influenzavirus verursacht wurden. Dies sind:

- Russische Influenza des Jahres 1889 (H2N2).
- Alte Influenza von Hongkong des Jahres 1900 (H3N8).
- Spanische Influenza des Jahres 1918 (H1N1).
- 1957 Asiatische Influenza (H2N2).
- Influenza Hongkong 1968 (H3N2).
- Schweinegrippe des Jahres 2009 (A-H1N1).

13. Coronavirus: Typen, ihre Form und Struktur

Der Name *Coronavirus fasst* eine große und sehr alte Familie umhüllter RNA- Viren zusammen. Coronaviren haben eine einzelsträngige oder einzelsträngige Positiv-Sense-RNA. Diese RNA hat zwischen 27 und 31 Kilonukleotide und ist damit das größte RNA-Virus. Sie besitzen auch ein Capsid - Protein, das bindet an das Genom phosphoryliert eine Helix zu bilden ribonucleoprote í na.

Der gemeinsame Vorfahr der heutigen Coronaviren wurde vor etwa 10.000 Jahren zurückverfolgt, aber es ist möglich, dass diese Art von Virus bereits seit Millionen von Jahren existiert. Sein Name "Krone" kommt von der Tatsache, dass zahlreiche Punkte aus seiner Oberfläche herausragen, die ihm ein Kronenaussehen verleihen. Diese Spitzen werden als Liganden verwendet, indem sie mit den Membranen eingedrungener Zellen fusionieren. Es ist bekannt, dass zwölf Arten von Coronaviren Menschen oder Tiere befallen.

Allerdings können nur 7 von ihnen beim Menschen Atemwegserkrankungen verursachen, die von einfachen Erkältungen bis zu sehr schweren Lungenentzündungen reichen. Von diesen sieben Arten von Coronaviren beziehen sich die folgenden vier auf die Grippe:

HcoV-229E.

HcoV-OC43.

HcoV-NL63.

HcoV-HKU1.

Die folgenden drei Arten von Coronaviren verursachen ihrerseits viel schwerwiegendere Krankheiten:

SARS-CoV. Im Jahr 2002 als Ursache des schweren akuten respiratorischen Syndroms (SARS) identifiziert.

MERS-CoV. Es wurde 2012 identifiziert und steht im Zusammenhang mit dem Middle East Respiratory Syndrome (MERS).

SARS-CoV-2. Die zuletzt entdeckte und für die Coronavirus-Krankheit 2019 verantwortliche (COVID -19).

Es ist bemerkenswert, dass die drei Typen, die den Menschen betreffen, zoonotische Krankheitserreger sind, dh sie gehen von einem tierischen Wirt auf einen menschlichen Wirt über.

14. Klassifikation von Coronaviren

Die *Coronaviridae*- Familie umfasst zwei Unterfamilien und fünf Gattungen von RNA-Viren:

Orthocoronavirinae-Unterfamilie (Coronavirus).

Alphacoronavirus- Gattung.

Wird auch als Gruppe 1 bezeichnet. Beinhaltet Sorten wie Katzen-Coronavirus, Hunde-Coronavirus und Human-Coronavirus 229E NL63. Zu dieser Gattung gehören auch die Coronaviren Miniopterus 1, Miniopterus HKU8, Rhinolophus HKU2 und Scotophilus 512 sowie das epidemische Durchfallvirus der Schweine und das übertragbare Gastroenteritis-Coronavirus.

Gattung Betacoronavirus.

Auch als Coronavirus der Gruppe 2 bekannt. Die wichtigsten sind OC43 und HKU1 (Typ A); SARS-CoV und SARS-CoV-2 (Typ B) und MERS-CoV (Typ C).

Gammacoronavirus-Gattung. (Gruppe 3 Coronavirus).

Gattung Deltacoronavirus.

Letovirinae Unterfamilie.

Gattung Alphaletovirus.

Die Gattungen Alpha und Beta (A und B) hängen mit der genetischen Vererbung von Fledermäusen zusammen. Die Gattungen Gamma und Delta (G und D) stammen ihrerseits aus der genetischen Gruppe der Vögel und Schweine.

15. Von Tieren übertragene Coronaviren

Coronaviren der *Orthocoronavirinae-* Unterfamilie sind zoonotische Krankheitserreger, *dh* sie sind eng mit Wild- oder Nutztieren verbunden. Von diesen gehen sie durch den Verzehr ihres Fleisches oder den Kontakt mit ihren Körperflüssigkeiten auf den Menschen über.

Ein Beispiel für von Tieren übertragene Coronaviren ist SARS-CoV, das das schwere akute respiratorische Syndrom (SARS) verursacht, eine Krankheit, die zu schwerem Atemversagen führen kann.

Der erste SARS-CoV-Fall wurde 2002 in der chinesischen Provinz Guangdong gemeldet. Von dort aus verbreitete es sich in mehr als 30 Länder mit insgesamt 8.000 Infizierten und 774 Todesfällen.

Studien zeigten, dass die Hauptquelle für SARS-CoV Zibetkatzen waren, die wahrscheinlich mit Fledermausbissen infiziert waren. Diese Katzen wurden zum Verkauf auf lebenden Tiermärkten in China gejagt. Das Virus wurde durch den Verzehr ihres Fleisches von Katzen auf Menschen übertragen.

Ein weiteres von Tieren übertragenes Coronavirus ist MERS-CoV, das das Middle East Respiratory Syndrome (MERS) verursacht. 2012 wurde der erste Fall von MERS in Saudi-Arabien gemeldet, es wird jedoch davon ausgegangen, dass er möglicherweise Anfang des Jahres zum ersten Mal in Jordanien aufgetreten ist.

Bis 2019 hatte er bereits 850 Menschenleben gefordert und 2.500 Menschen in verschiedenen Teilen der Welt krank gemacht, die meisten davon aus dem Nahen Osten oder die in diesen Teil der Welt gereist waren.

Das ursprüngliche Reservoir für das MERS-CoV-Coronavirus sind Kamele, die in diesem Teil der Welt häufig als Packtiere und als Quelle für Fleisch und Milch verwendet werden.

Das neue SARS-CoV-2-Coronavirus, das das neue schwere akute respiratorische Syndrom COVID-19 verursacht, stammt von Hufeisenfledermäusen, einer in China sehr häufig vorkommenden Art, die auf Märkten in diesem Land zum Verkauf gejagt wird.

Tatsächlich traten die ersten Fälle von COVID-19 bei Personen auf, die Produkte auf dem Großhandelsmarkt für Meeresfrüchte in Wuhan City besucht oder gekauft hatten, auf dem lebende Tiere, einschließlich Hufeisenfledermäuse, verkauft werden.

16. Widerstand in verschiedenen Umgebungen

SARS-CoV-2 hat eine große Fähigkeit gezeigt, außerhalb des Körpers des menschlichen oder tierischen Wirts zu überleben. Es kann 4 Tage auf Glasoberflächen sowie fünf

Tage auf Papier- oder Kartonobjekten aktiv bleiben. Für Leder- und Gummiobjekte wie Winterhandschuhe und solche, die von medizinischem Personal getragen werden, kann es bis zu 8 Stunden überleben.

Verschiedene Studien haben gezeigt, dass es auf natürlichen oder synthetischen Stoffen bis zu 6 Stunden und auf Aluminiumoberflächen bis zu 8 Stunden aktiv sein kann. Darüber hinaus kann es Temperaturen von bis zu 38 Grad Celsius standhalten, was es einfacher macht, sich in heißen Klimazonen auf ein viel höheres Niveau als andere bekannte Coronaviren auszubreiten.

17. Unterschiede zwischen COVID-19 und früheren Coronaviren

Obwohl die COVID-19 Symptome ähnlich SARS-CoV und MERS-CoV verursacht, die Symptome und Ursachen Art und Weise sind es breitet sich von den letzten beiden etwas anders.

Die COVID-19 ist in erster Linie von Menschen zu Menschen durch Körperflüssigkeiten wie Speichel, auch in Abständen von 3 Metern übertragen. In diesem gleicht die MERS-CoV und SARS-CoV, aber die COVID-19 eine größere Beständigkeit gegenüber der Umwelt, einschließlich hohen Temperatur. Die hohe

Überlebensfähigkeit und Ansteckungskraft wird jedoch durch eine niedrigere Sterblichkeitsrate ausgeglichen.

Während die Zahl der mit COVID-19 infizierten Menschen Ende März 2020 weltweit 850.583 Menschen erreichte, erreichte die Zahl der Todesfälle nur 41.654, was einer Sterblichkeitsrate von 4,89% entspricht. Dies ist viel weniger als die Sterblichkeitsrate von 35% des MERS-CoV und 10% des SARS-CoV-Ausbruchs.

18. Virulenz von 1 bis COVID-19

SARS-CoV-2 hat eine größere Kapazität für die Übertragung als jede andere corona, wie belegt durch die Tatsache, dass nur 3 Monate nach dem ersten bestätigten Fall, mehr als 850.000 Menschen in 190 Ländern und Gebieten des Planeten infiziert waren. Darüber hinaus beträgt die Inkubationszeit 14 Tage, was die Wahrscheinlichkeit erhöht, dass ein Patient andere infiziert, bevor Symptome auftreten.

Aber als Entschädigung, die COVID-19 hat eine viel niedrigere Rate der Sterblichkeit bei der MERS-CoV, SARS-CoV und Grippe. Eine Studie Ende März veröffentlicht in der Zeitschrift *The Lancet: Infectious Diseases*, von britischen Forschern gemacht, das in China diagnostizierten Daten von 70.117 Fällen analysiert, wobei die Sterblichkeit von l bis COVID -19 ist nur 0,66%. Diese Zahl berücksichtigt, dass viele Infektionen und Todesfälle klinisch nicht bestätigt werden. Wenn Sie berücksichtigen nur klinische Fälle bestätigt, die Sterblichkeit von l bis COVID -19 bis nur 1,38%.

Das chinesische Zentrum für die Kontrolle und Prävention von Krankheiten ergab, dass in Wuhan durchgeführte Studien zeigten, dass nur 9,1% der COVID -19 Patienten schwere bis schwere Symptome zeigten, während 80,9% leichte Symptome hatten. oder blieb sogar asymptomatisch.

Der entscheidende Faktor für die Sterblichkeitsrate ist das Alter des Patienten, da die Mehrzahl der Todesfälle Erwachsenen über 60 Jahren mit früheren Erkrankungen wie Diabetes, Bluthochdruck oder immunsuppressiven Erkrankungen entspricht.

Unter den verstorbenen älteren Erwachsenen sind 8% zwischen 60 und 80 Jahre alt, ab dem 80. Lebensjahr sind dies 15% der weltweit registrierten Todesfälle.

Einige Krankheiten erhöhen auch die Mortalitätsrate von l zu COVID -19. Patienten mit Herz-Kreislauf-Problemen hatten eine Sterblichkeitsrate von 10,5%. Bei Diabetikern machen Todesfälle durch COVID-19 7,3% der Fälle aus.

Ebenso blieb bei der Gruppe der Patienten mit früheren chronischen Atemproblemen die Sterblichkeitsrate von COVID-19 bei 6,3%.

19. Immunity 19 l bis COVID -19

Bisher sind keine Fälle von Menschen bekannt, die von COVID-19 geheilt wurden und eine Immunität gegen diese Krankheit entwickelt haben. Es ist bekannt, dass einige Patienten in China, Deutschland, Japan und Italien, die sich erholt hatten, nach einer Infektion mit neuen SARS-CoV-2-Stämmen wieder krank wurden.

Der erste Fall einer COVID-19- Reinfektion wurde in Japan bei einem 70-jährigen Mann gemeldet, bei dem am 14. Februar 2020 COVID-19 diagnostiziert worden war. Nach einem Krankenhausaufenthalt in Tokio erholte sich der Mann und wurde entlassen. Aber nach ein paar Tagen fühlte er sich wieder krank und wurde wieder ins Krankenhaus eingeliefert. Ärzte festgestellt, dass der SARS-CoV -2 in Ihrem Körper wieder war. Dieser Fall führte zu einer harten Überzeugung von Wissenschaftlern und Forschern, dass niemand COVID- 19 zweimal hintereinander bekommen könnte.

Ende März 2020 kündigte die Bundesregierung an, 100.000 gesunde Menschen zu untersuchen, die trotz COVID -19

Patienten nicht krank wurden. Das Ziel ist, zu bestimmen, ob sie eine natürliche Immunität hat, die einen Impfstoff oder vorbeugendes Medikament zu entwickeln dienen könnten l zu COVID -19.

China, die Vereinigten Staaten, Deutschland und Russland arbeiten an der Entwicklung von Impfstoffen gegen SARS-CoV-2, aber es wird geschätzt, dass keiner vor April 2021 für die Massenanwendung bei der Bevölkerung bereit und endgültig zugelassen sein wird.

In der Zwischenzeit werden medikamentöse Therapien gegen Malaria und andere Krankheiten angewendet, die bei den schwerwiegendsten Patienten zu positiven Ergebnissen bei der Linderung der Symptome geführt haben.

Teil III. Risiko und Übertragung zwischen Menschen

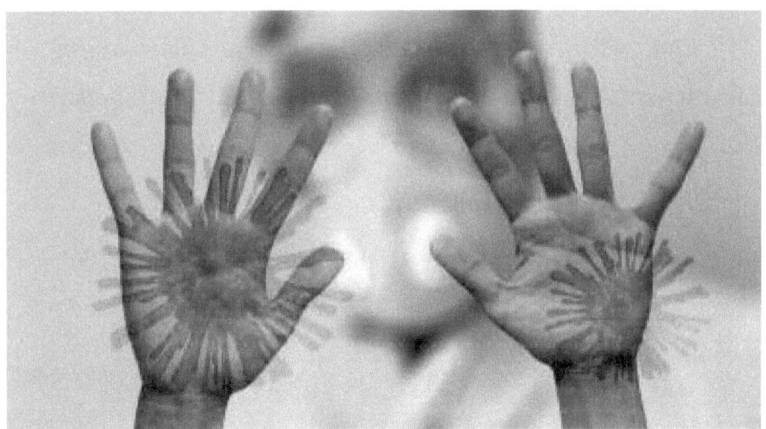

Der Ausbruch von COVID-19 hat Ähnlichkeiten im Hinblick auf Ausbrüche von Severe Acute Respiratory Syndrome 2020 (SARS) Respiratory Syndrome und dem Nahen Osten (MERS) 2012.

SARS und MERS traten durch zoonotische Übertragung im Zusammenhang mit Fledermäusen auf, die Zibetkatzen (SARS) in Guangdong, China, sowie Kamele in Saudi-Arabien (MERS) infizierten.

Im Fall von l zu COVID-19 wird er mit dem Verzehr von Fleisch Hufeisennasen in der Region Hubei, China verbunden.

20. Epidemiologische Merkmale

Mehrere in China und Europa in den Monaten Februar und März 2020 durchgeführte Studien lieferten interessante Daten zu den epidemiologischen Merkmalen dieses COVID-19- Ausbruchs.

Die Inkubationszeit wurde zu 3 bis 7 Tagen bestimmt, und die Genesung des Patienten kann in milden Fällen 14 Tage und in schweren und kritischen Fällen 3 bis 6 Wochen dauern. Sehr junge Patienten sind in der Regel relativ resistent gegen Infektionen, wobei nur 1% der Infizierten im Alter von 10 bis 19 Jahren und 0,9% im Alter von unter 10 Jahren infiziert sind.

Im Gegenteil, Menschen im Alter zwischen 30 und 79 Jahren machen den größten Teil der positiven Fälle aus, wobei 87% aller infiziert sind.

Menschen zwischen 20 und 29 Jahren haben eine Infektionsrate von 8%, während sie in den über 80-Jährigen auf 18% ansteigt.

Darüber hinaus wurde festgestellt, dass 1% der infizierten Patienten während des gesamten Rekonvaleszenztyps keine Symptome zeigten.

Ein weiteres Merkmal von l zu COVID -19 ist, dass hoch ansteckend, obwohl sie 81% der Befragten haben infizierte milde Symptome nur, als ein trockener Husten, Fieber und

Müdigkeit, aber nicht entwickeln Lungenentzündung oder zumindest nur eine leichte Lungenentzündung.

Andererseits zeigen nur 14% der Infizierten ein ernstes Krankheitsbild mit Symptomen von Dyspnoe, einer Atemfrequenz von mehr als oder gleich 30 Inspirationen pro Minute und einer Blutsauerstoffsättigung von 93% oder weniger.

Sie können auch einen Partialdruck von arteriellem Sauerstoff auf einen Anteil von eingeatmetem Sauerstoff von weniger als 300 oder Lungeninfiltraten von mehr als 50% in einem Zeitraum von nur 24 bis 48 Stunden ab dem Auftreten der ersten Symptome ausüben.

Ebenso machen COVID-19- Patienten, die einen kritischen Zustand erreichen, kaum 5% der Infizierten aus.

Diese Patienten zeigen Symptome von Atemversagen, septischem Schock und / oder Fehlfunktion oder totalem Versagen in mehreren Organen.

Die Sterblichkeitsrate wird stark vom Alter des Patienten beeinflusst. Die COVID-19- Pandemie hat in China einen Todesfall von 2,3% und in der übrigen Welt von 1,9% verzeichnet. Bei Patienten ab einem Alter von mindestens 14 Jahren steigt diese Zahl jedoch auf 14,8% 80 Jahre. Bei Patienten zwischen 70 und 79 Jahren sinkt die Sterblichkeitsrate auf 8,0%. Es ist auch bemerkenswert, dass die Wahrscheinlichkeit des Todes bei kritisch kranken Patienten 49,0% beträgt.

Darüber hinaus steigt die Todesrate erheblich an, wenn der Patient unabhängig vom Alter an einer bereits bestehenden komorbiden Erkrankung leidet. In dieser Hinsicht wurde unter denjenigen, die an COVID-19 starben, festgestellt, dass 10,5% an Herz-Kreislauf-Erkrankungen litten, 7,3% Diabetiker waren und 6,3% an chronischen Lungenerkrankungen litten. Auf der anderen Seite machten hypertensive Patienten 6% aller tödlichen Fälle und onkologische Patienten 5,6% aus.

21. Häufigste Übertragungswege

Die Weltgesundheitsorganisation (WHO) hat berichtet, dass die häufigste Übertragung von 1 auf COVID-19 zwischen Menschen durch Tröpfchen aus der Nase oder dem Mund erfolgt, die beim Atmen, Sprechen, Husten oder Niesen ausgestoßen werden.

Die Nasentröpfchen können sich auf Personen oder Gegenständen in einem Radius von 1 Meter um den infizierten Patienten ablagern. Bei Glasoberflächen kann SARS-CoV-2 bis zu 4 Tage und bis zu 8 Stunden auf Metall-, Stoff-, Latex- oder Lederoberflächen aktiv sein.

Nach Untersuchungen von infizierten Patienten, die wahrscheinlichste Form von Einkommen von l bis COVID - 19 für den menschlichen Körper durch die Augen, Nase und Mund.

Eine Infektion durch die Augen erfolgt sowohl durch Kontamination der Augenbindehaut mit von einer infizierten Person ausgestoßenen Tröpfchen als auch durch Berühren der Hände nach Kontakt mit einer kontaminierten Oberfläche.

22. Übertragung durch Lufttropfen

Am 27. März 2020 veröffentlichte die WHO eine Studie, in der erneut bekräftigt wird, dass die Hauptform der Übertragung von l auf COVID-19 von einer kranken Person auf eine gesunde Person durch Tröpfchen erfolgt, die durch Nase und Mund ausgestoßen werden, und durch Kontakt mit kontaminierten Oberflächen.

Beim Atmen oder Husten können sich diese Tröpfchen 1 Meter vom Patienten entfernt bewegen und die Schleimhaut von Nase und Mund sowie die Bindehaut der Augen von Personen in der Nähe erreichen. Sie können fallen auch auf Gegenstände und Flächen in der Nähe der infizierten Person, wo die COVID -19 von 6 Stunden bis 4 Tage aktiv sein können.

23. Übertragung durch direkten Kontakt

Studien haben sta Ende März 2020 nicht fanden Hinweise darauf, dass die COVID -19 durch direkten Hautkontakt mit einem zu einem gesunden Patienten infiziert übertragen wird. Darüber hinaus scheint ein sehr geringes Risiko zu bestehen, dass der Kontakt mit dem Kot einer infizierten Person eine Ansteckung begünstigt, obwohl das SARS-CoV-2-Coronavirus in ihnen vorhanden sein kann. Die WHO hat keine Fälle von fäkal-orale Übertragung berichtet, ist noch unbekannt l bis COVID -19.

Daher bleibt die Übertragung durch Tröpfchen, die von Nase und Mund ausgehen, und der Kontakt mit kontaminierten Gegenständen und Oberflächen die wichtigste offiziell bestätigte Form der Ansteckung. Aus diesem Grund besteht die WHO darauf, dass die Bevölkerung ihre Hände häufig wäscht und Augen und Nase nicht berührt.

24. Risiken für engere Kontakte

Das Risiko einer Infektion mit dem Coronavirus COVID-19 hängt direkt mit der Exposition zusammen. Enge Kontakte infizierter Personen sind dem höchsten

Infektionsrisiko ausgesetzt, wenn sie Bettwäsche, Handtücher, Teller und Besteck, Möbel und andere Gegenstände des täglichen Gebrauchs teilen. Hinzu kommt die Exposition gegenüber Nasentröpfchenemissionen durch Husten, Atmen oder Niesen. Dies schließt insbesondere Familienangehörige, Paare und Mitarbeiter ein.

Das medizinische Personal, das sich um Patienten mit COVID-19- Symptomen kümmert, ist ebenfalls einem hohen Ansteckungsrisiko ausgesetzt. Daher ist die Verwendung ordnungsgemäß zertifizierter Schutzanzüge, Masken und Handschuhe für Infektionen mit hohem Risiko obligatorisch.

Die Tatsache, dass ein Prozentsatz der Infizierten keine Symptome aufweist, erschwert es, rechtzeitig Maßnahmen zu ergreifen, um die Ausbreitung ihrer nächsten Wesen zu verhindern.

Darüber hinaus haben bisherige Studien nicht geklärt, wann eine mit COVID-19 infizierte Person für andere zum Infektionsherd wird.

Aus diesem Grund empfiehlt die WHO, Angehörige von Personen, die Symptome von SARS-CoV-2 zeigen, sofort zu beobachten, noch bevor die Ergebnisse ihrer Analysen vorliegen.

Für diejenigen, die entlassen werden und wieder Symptome zeigen, müssen sie sofort isoliert werden, bevor sie wieder ansteckend werden können.

25. Medizinische Beobachtung der Kontakte für 14 Tage

Personen in der Nähe von bestätigten COVID-19 Patienten sollten 14 Tage lang unter ärztlicher Beobachtung gehalten werden. Dies ist die maximale Zeit, die erforderlich ist, bis sich die Symptome manifestieren. Das Fehlen von Symptomen befreit jedoch nicht die Notwendigkeit von Labortests, da viele kranke Menschen asymptomatisch sein können.

Die medizinische Beobachtung sollte vorzugsweise in einer Quarantänesituation entweder zu Hause des Patienten oder in einem ordnungsgemäß vorbereiteten medizinischen Zentrum durchgeführt werden, um diese Art von Patienten aufzunehmen.

26. Getriebekette abschneiden

Soziale Isolation ist entscheidend, um die Kette der Übertragung zu schneiden l zu COVID-19, so dass gesunden Menschen weg von Emissionen halten von Sekreten von infizierten Patienten.

Die Desinfektion von Oberflächen und Gegenständen in der Nähe von COVID -19 Patienten ist ebenfalls wichtig.

Nach dem Vorbild der chinesischen Behörden empfiehlt die WHO, öffentliche Räume, Straßen und Alleen sowie Möbel und Gegenstände für den täglichen Gebrauch mit Desinfektionsmitteln auf der Basis von Chlor, 75% Alkohol und anderen Lipidlösungsmitteln zu desinfizieren.

Mögliche kontaminierte Gegenstände können auch desinfiziert werden, indem sie mindestens 30 Minuten lang mit ultraviolettem Licht und einer Temperatur von mehr als 56 °C bestrahlt werden. Darüber hinaus ist es wichtig, individuelle und kollektive Hygienemaßnahmen einzuhalten, um die Möglichkeit einer Ansteckung zu verringern.

Die erste besteht darin, Ihre Hände mehrmals täglich mit Wasser und Seife zu waschen oder ein Gel auf Alkoholbasis aufzutragen. Zwischen Person und Person sollte ein Abstand von mindestens 1 Meter eingehalten werden, insbesondere wenn die andere Person häufig hustet oder niest. Sie sollten auch vermeiden, Ihre Augen, Nase und Mund zu berühren, insbesondere nachdem Sie Gegenstände oder Oberflächen auf der Straße berührt haben.

Beim Niesen oder Husten sollten Mund und Nase mit der Innenseite des Ellbogens und nicht mit den Händen bedeckt sein. Verwenden Sie im Idealfall ein Einweggewebe, das sofort entfernt werden sollte. Wenn Sie Symptome von Fieber, Husten und Atemnot haben, bleiben Sie am besten zu Hause und informieren Sie die Notrufnummern, wenn sich diese Symptome verschlimmern. Sollte folgen Sie den Anweisungen und aktuelle Informationen von den lokalen oder nationalen Gesundheitsbehörden zur Verfügung gestellt, die beide über den Fortschritt von l zu COVID -19, was sollte diese zu schützen, durchgeführt werden.

27. Ansteckungsgefährdete Risikogruppen

Das Gesundheitspersonal ist die Gruppe mit dem höchsten Risiko, sich mit COVID -19 zu infizieren, da es bei Verdachtsfällen die erste Stufe der Versorgung in Anspruch nimmt.

Darüber hinaus arbeiten sie in Räumen, in denen die Ansammlung infizierter Patienten die Wahrscheinlichkeit erhöht, dass kontaminierte Oberflächen und Gegenstände vorhanden sind. Zum Beispiel verzeichnete die spanische Regierung im März 2020 5.600 infizierte Ärzte und Gesundheitspersonal von COVID -19.

Zweitens arbeiten Menschen in Unternehmen, die eine große Anzahl der Öffentlichkeit bedienen, wie Mitarbeiter von Geschäften, Supermärkten, Kinos und kollektiven Erholungsgebieten.

Forscher des Evidence-Based Medicine Center und des Zhongnan Hospital der Wuhan University stellten fest, dass 42% der an COVID-19 verstorbenen Patienten Blutgruppe A hatten.

Im Gegenzug stellten sie fest, dass nur 25% der Verstorbenen Blutgruppe O hatten, was auf eine Beziehung zwischen Blutgruppe und Anfälligkeit für Ansteckung der Person hindeutet.

Das Alter beeinflusst auch die Anfälligkeit für Ansteckung. Säuglinge und Kinder unter 10 Jahren scheinen sehr ansteckungsresistent zu sein, während Erwachsene über 60 Jahren sehr anfällig sind.

Diese Krankheit kann jedoch jeden angreifen und unter den Bedingungen jeder Person tödlich sein.

Teil IV. Fälle, Klinik und mögliche Komplikationen

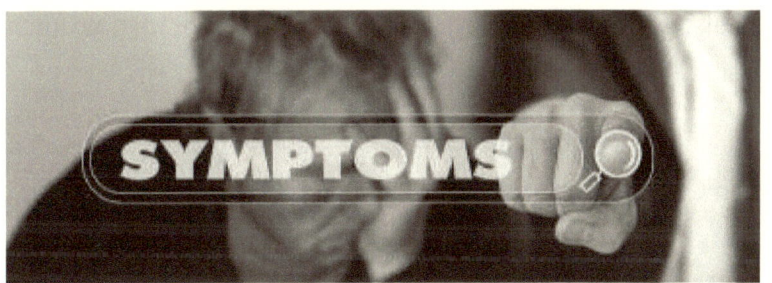

28. Subklinische Fälle

Subklinische Fälle von COVID-19 beziehen sich auf Patienten, die mit dem SARS-CoV-2-Coronavirus infiziert wurden, aber noch keine Symptome zeigen. Diese Gruppe ist Gegenstand besonderer Aufmerksamkeit der Forscher, da noch nicht bekannt ist, zu welchem Zeitpunkt ab der anfänglichen Ansteckung ein asymptomatisch infizierter Patient ansteckend werden kann.

Das SARS-CoV-2-Virus hat eine durchschnittliche Inkubationszeit von 5 Tagen, aber weniger als 2,5% der Menschen zeigen innerhalb der ersten 60 Stunden ab dem Zeitpunkt der Exposition Symptome.

In den allermeisten Fällen treten die Symptome von COVID-19 zwischen 12 und 14 Tagen nach der Erstinfektion auf, und in einigen Fällen treten keine Symptome auf, selbst wenn die Person eine hohe Viruslast im Blut hat. Es besteht auch die Möglichkeit, dass Symptome nach der zweiwöchigen Quarantänezeit auftreten, die für die meisten Verdachtsfälle gilt.

Dies ist eine große Herausforderung für die Verantwortlichen für die Bekämpfung der COVID-19 Pandemie, wie aus einer in den Annals of Internal Medicine veröffentlichten Studie hervorgeht. Laut der Studie zeigen 101 von 10.000 Fällen erst nach 14-tägiger aktiver Überwachung Symptome.

29. Verdächtige Fälle

Als sich der anfängliche Ausbruch von COVID-19 im Januar 2020 in der Stadt Wuhan, China, verschärfte, empfahl das Zhongnan-Krankenhaus dieser Stadt, jede Person, die diese Stadt nach dem 15. Dezember besucht hatte, als "verdächtigen Fall" einzustufen. 2019 in jedoch ein paar Wochen in ganz China den Ausbruch Ausbreitung und von dort aus der Welt zu den übrigen.

Daher wurde jeder, der in ein Gebiet gereist ist, in dem COVID-19 Fälle gemeldet wurden, oder der direkten Kontakt zu jemandem hatte als "verdächtiger Fall" eingestuft.

Angesichts der Zunahme von Infektionen in der Gemeinschaft in einer großen Anzahl von Ländern wurde diese Bewertung später auf alle Personen angewendet, die eines oder mehrere der ersten Symptome von COVID-19 zeigten, wie Fieber, körperliche Müdigkeit, trockener Husten und Halsschmerzen.

30. Bestätigte Fälle

Am 3. April 2020, nur anderthalb Monate nach der Erklärung der COVID-19- Pandemie, berichtete die WHO, dass weltweit 971.591 Menschen mit diesem Virus infiziert waren.

Darüber hinaus erreichte die Zahl der Todesfälle an diesem Tag 75.853 und die Zahl der erholten Patienten stieg auf 50.311. Diese Zahlen entsprachen den Angaben der Gesundheitsbehörden der verschiedenen Nationen, waren jedoch nicht unbedingt die tatsächliche Anzahl der infizierten Personen.

Das Hauptproblem verlässliche Zahlen von Infektionen, Todesfällen und Wiederherstellungen zu erhalten, ist, dass viele Länder nicht über Systeme zur Früherkennung von l zu COVID -19, das kann zu 100% angewandt werden, der Bevölkerung.

Darüber hinaus werden in jedem Land unterschiedliche Kriterien angewendet, um die Sterblichkeitsrate aufgrund von Krankheiten zu messen. Zum Beispiel wurde die chinesische Regierung zum Zeitpunkt der Verschleierung der tatsächlichen Anzahl von Infizierten und Verstorbenen beim ersten Ausbruch in Wuhan City beschuldigt.

In Deutschland und den nordischen Ländern wurden beispielsweise viele erste Todesfälle durch COVID-19 als Folge anderer Grunderkrankungen wie koronarer Herzkrankheit, akutem Atemversagen, Lungenentzündung, Sepsis und Nierenversagen registriert. Dies zeigte sich insbesondere bei älteren Erwachsenen.

Ein weiterer Fall war der von Ecuador, wo in der Region Guayas ein deutlicher Anstieg der Todesfälle älterer Erwachsener zu verzeichnen war. Diese waren in ihren Häusern nach einem scheinbaren respiratorischen Symptomen zu sterben, ohne Hilfe von den Gesundheitsbehörden zu empfangen noch später untersucht werden, um festzustellen, ob die Todesursache war SARS-CoV -2.

Obwohl Ecuador zu diesem Zeitpunkt offiziell insgesamt 120 Opfer von COVID-19 meldete, gehen die Schätzungen der ecuadorianischen medizinischen Gewerkschaften davon aus, dass die tatsächliche Zahl bei fast 450 Todesfällen lag.

Dies veranlasste die WHO, die Regierungen aufzufordern, Verdachtsfälle strenger zu verfolgen und Maßnahmen zu ergreifen, die die Versorgung der Bevölkerung gewährleisten, insbesondere in den am stärksten gefährdeten sozialen Sektoren.

31. Häufigste Symptome der Krankheit

Die COVID -19 Krankheit weist im Vergleich zu Influenza, SARS und MERS relativ milde Symptome auf. In vielen Fällen zeigen sich sogar keine Symptome.

Infizierte Menschen zeigen die ersten Symptome innerhalb von 2 bis 5 Tagen nach der Exposition und in einigen Fällen 14 Tage oder länger.

Laut Statistiken, die im Februar 2020 in China erhoben wurden und auf der Analyse von 55.924 bestätigten Fällen von COVID- 19 basieren, sind die häufigsten Symptome und der Prozentsatz, mit dem sie sich manifestieren, folgende:

Wiederkehrendes Fieber von 38 °C oder mehr (87,9% der Fälle).

Trockener Husten (67,7%).

Körperliche Müdigkeit oder Erschöpfung (38,1%).

In mittelschweren bis schweren Fällen Symptome wie:

Dyspnoe oder Atemnot (18,6%).

Muskel- und Gelenkschmerzen (14,8%).

Halsschmerzen (13,9%).

Kopfschmerzen (13,6%).

Schüttelfrost (11,4%).

In einigen Fällen treten Erbrechen (5%) und Durchfall (3,7%) auf, noch bevor die oben genannten Symptome auftreten.

Ein häufig berichtetes Symptom, auch bei asymptomatischen Patienten, ist der plötzliche Verlust der Geschmacks- und Geruchssinne.

32. Klinische Anzeichen zu suchen

Bei der Beurteilung einer Person, bei der der Verdacht auf eine Infektion mit COVID-19 besteht, sollte auf klinische Anzeichen wie rezidivierendes oder anhaltendes Fieber von mindestens 38 °C, dauerhafte Müdigkeit, niedrige Anzahl weißer Blutkörperchen und niedrige T-Zellen (Lymphopenie) geachtet werden.

Es ist auch wichtig, das Vorhandensein einer Lungenentzündung oder einer Form von Atemnot zu beurteilen, die durch die Ansammlung von Sputum in der Lunge verursacht wird.

33. Wichtige Labortests

Neben der Früherkennung von Symptomen bei Personen, bei denen der Verdacht auf COVID-19 besteht, werden von der WHO und den Forschungszentren in China und Europa mehrere Tests empfohlen.

Eine davon ist der Bluttest, um festzustellen, ob die Leukozyten- und T- Zellspiegel im Blut gesunken sind, da festgestellt wurde, dass COVID-19 im Gegensatz zu anderen Infektionen einen Verlust der Reaktionskapazität des Systems verursacht immunologisch.

Radiologische Untersuchungen der Lunge des Patienten sind ebenfalls wichtig, um das Vorhandensein einer Lungenentzündung und / oder einer Verstopfung der Bronchien aufgrund einer übermäßigen Ansammlung von Sputum festzustellen.

Die WHO hat einige Protokolle zur schnellen Diagnose von COVID-19 herausgegeben. Eine davon, die in Japan angewendet wird, ist die quantitative Polymerasekettenreaktion und die Reaktion im Echtzeittest (RT-PCR). Dieser Test wird an Proben durchgeführt, die aus den oberen Atemwegen oder dem Blut des Patienten entnommen wurden, und kann in wenigen Stunden zu einem Ergebnis führen.

Ein weiterer Schnelltest zum Nachweis von COVID -19 basiert auf dem Nachweis von IgG- und IgM-Antikörpern gegen SARS-CoV-2, die in Blut-, Blutplasma- oder Serumproben vorhanden sind.

Diese Methode wurde in China entwickelt und kann in nur 15 Minuten Ergebnisse liefern.

Am 14. März 2020 gab der Präsident der Vereinigten Staaten, Donald Trump, bekannt, dass das Unternehmen Roche ein neues Analysesystem entwickelt hat, das auf dem qualitativen Nachweis von SARS-CoV-2 in Proben basiert, die aus der nasopharyngealen und oropharyngealen Schleimhaut verdächtiger Patienten entnommen wurden. Dieser Test kann, wie berichtet, in nur 3,5 Stunden ein endgültiges Ergebnis liefern.

34. Röntgen- und Brusttomographie

Röntgenaufnahmen und Tomographien der Brust sind bestimmende Instrumente für die Früherkennung von COVID -19 bei Patienten mit Lungenentzündung und anderen Symptomen, bei denen der Verdacht auf eine Infektion mit SARS-CoV-2 besteht.

Am 12. März 2020 veröffentlichte die Radiological Society of North America die ersten Bilder einer Röntgenstudie der Lunge eines COVID- 19- Todes.

Die Bilder zeigten die Lunge des Opfers, einen 44-jährigen Mann, der zu 70 Prozent mit Schleim gefüllt ist.

Zeigte die Anwesenheit von großen weißen Flecken genannt "Trübungen mattiertes Glas", wobei den Boden beiden Lungen bedeckt. Diese Trübungen ähneln denen bei

SARS-CoV- und MERS-CoV-Patienten, bei denen schwere Symptome einer Lungenentzündung auftraten.

Andererseits zeigten die CT-Scans anderer Patienten, die an COVID-19 gestorben waren, dass diese Krankheit eine teilweise Füllung der Alveolen und Bronchien mit einer großen Menge Schleim verursacht, was zu schwerem Atemversagen führt.

Die Wirtschaftlichkeit war auch bei der Lungenuntersuchung von Patienten in Gesundheitszentren von großem Wert, in denen nicht genügend Computertomographie- oder Röntgengeräte vorhanden sind.

Gegenwärtig und da es bereits Schnelltests gibt, um das Vorhandensein von COVID-19 zu bestätigen, werden diese radiologischen und Ultraschalltechniken hauptsächlich bei der klinischen Bewertung von Schädigungen der Lunge von Patienten verwendet.

35. Leichte Komplikationen

Die COVID-19 Krankheit ist mit schwerwiegenden Infektionen der Lunge verbunden, von denen jeder Patient unabhängig vom Alter oder früheren körperlichen Bedingungen betroffen sein kann.

Bei mehr als 80% der Patienten treten jedoch nur leichte oder mittelschwere Symptome auf.

Die häufigsten Komplikationen sind auf eine beeinträchtigte Lungenfunktion aufgrund einer leichten Lungenentzündung zurückzuführen.

Darüber hinaus wird der Luftstrom aufgrund des Vorhandenseins von Schleim in den Bronchien und Bronchiolen verringert, wodurch der Sauerstoffgehalt des Blutes verringert wird.

In leichten Fällen Komplikationen von l bis COVID -19 sind:

    Atembeschwerden und / oder Atemnot.

    Brustschmerzen und ständiges Druckgefühl in der Brust.

    Geistige Verwirrung und / oder Schwierigkeiten beim Aufwachen aus dem Schlaf.

    Auftreten eines bläulichen Tons auf Nägeln, Lippen und Gesicht.

Im Allgemeinen in den meisten Fällen die Komplikationen von l zu COVID -19 sind die gleichen wie die Grippe und die Menschen von der Infektion erholt haben keine großen Folgen.

36. Schwerwiegende Komplikationen

Bei Menschen über 60 kann COVID-19 schwerwiegende Komplikationen verursachen, die zum Tod führen können.

Dies tritt auch bei Patienten jeden Alters auf, bei denen zuvor Grunderkrankungen wie Bluthochdruck, Diabetes, chronische Nierenerkrankungen, Krebs und chronische Atemwegserkrankungen aufgetreten sind.

Menschen, die sich einer Krebsbehandlung unterziehen, und Menschen mit erworbenem Immunschwächesyndrom (AIDS) sind besonders anfällig für schwerwiegende Komplikationen, da ihr Immunsystem geschwächt ist.

Wie die WHO berichtet hat, weisen 15% der mit COVID-19 infizierten Personen eine schwere Erkrankung auf, während 5% kritische Komplikationen entwickeln, die sie zu einer intensiven Therapie zwingen. Von dieser Gruppe können etwas mehr als 50% an den durch diese Krankheit verursachten systemischen Schäden sterben.

Einige der schwerwiegenden Komplikationen von COVID-19- Patienten sind:

Bilaterale Lungenpneumonie in unterschiedlichem Ausmaß mit vorhandener Mattglasopazität auf Röntgenbildern und Tomographie.

Akutes Atemversagensyndrom aufgrund einer Verstopfung der Atemwege aufgrund der Produktion von reichlich dickem Schleim und einer Entzündung der Pleuramembran.

Unzulänglichkeit oder Versagen der Funktion eines oder mehrerer Organe wie Nieren, Leber, Gehirn und Herz.

Eine weitere mögliche schwere Komplikation von 1 zu COVID -19 ist das Aussehen eines Bildes an einer Lungenentzündung durch den Rückgang der Abwehrkräfte des Körpers aufgrund der Wirkung des corona SARS-CoV-2 auf dem Immunsystem gefördert bakterieller.

In sehr schweren Fällen kann ein septischer Schock auftreten, wenn die Funktion der Hauptorgane in Kombination mit Sekundärinfektionen in Lunge und Darm versagt. Dieser septische Schock kann gleichzeitig mit dem akuten Atemversagensyndrom auftreten, das den Patienten in eine Situation extremer Gefahr bringt.

37. Andere Komplikationen

Einige häufige kleine Komplikationen 1 bis COVID -19 sind das Auftreten von Bluthusten oder Blut im Auswurf Lunge. Diese Komplikation wurde nur bei 0,9% der Patienten registriert, aber zum größten Teil stammt das Blut aus dem Pharyngealbereich, der durch Husten stark gereizt ist.

Weitere geringfügige Komplikationen sind Durchfall, der bei 3,7% der Infizierten auftritt, sowie Erbrechen, von dem 5% der Patienten betroffen sind. Diese Komplikationen sind zwar nicht tödlich, können jedoch die Stimmung des Patienten beeinträchtigen und zu mäßiger bis schwerer Dehydration und Unterernährung führen, wenn sie nicht rechtzeitig behandelt werden.

In 0,8% der Fälle kann auch ein starkes Bild von Augenreizungen auftreten, insbesondere in den frühen Stadien der Krankheit. Dieses Symptom geht normalerweise mit einer verstopften Nase und Halsschmerzen einher, von denen viele Patienten betroffen sind.

Teil V. Von der Gemeinschaft erworbene Lungenentzündung

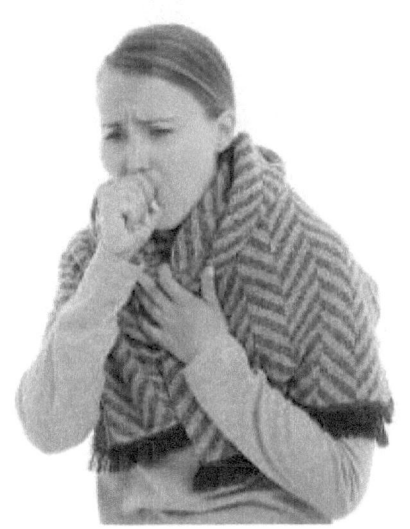

Lungenentzündung kann durch verschiedene Arten von Keimen verursacht werden, am häufigsten sind jedoch Viren, Pilze und Bakterien in der Luft.

Klinisch wird eine Lungenentzündung anhand der Art des Erregers klassifiziert, der sie verursacht.

38. Konzepte

Eine Lungenentzündung ist ein Bild des Atmungssystems, das durch eine Entzündung der Luftsäcke einer oder beider Lungen gekennzeichnet ist, die durch eine Infektion oder die Wirkung eines externen Mittels verursacht wird. Diese Luftsäcke oder Alveolen können aufgrund der Entzündungsreaktion des Körpers und der Aktivierung der Zellen, die für die Bekämpfung des Erregers verantwortlich sind, mit flüssigem oder eitrigem Material gefüllt werden.

Eine Lungenentzündung wird normalerweise von Symptomen wie Schmerzen und Atemnot, Fieber, Schüttelfrost und Husten begleitet, die von reichlich Schleim begleitet werden. Lungenentzündung wird nach Ursachen klassifiziert, bei denen es sich um ein bakterielles Mittel, ein Virus, Pilze oder das Eindringen einer fremden Substanz oder eines Fremdkörpers in die Lunge handeln kann.

Obwohl es bei Krankenhauspatienten üblich ist, aufgrund ihrer klinischen Symptome eine Lungenentzündung zu entwickeln, entspricht die Mehrheit der weltweit gemeldeten Fälle einer ambulant erworbenen Lungenentzündung.

Dies sind per Definition solche Atemwegsinfektionen, die in der Umgebung erworben werden, in der der Patient lebt und arbeitet.

39. Unterschied zur nosokomialen Pneumonie

Es ist wichtig, die ambulant erworbene Lungenentzündung von der nosokomialen Lungenentzündung zu unterscheiden. Die Ansteckung, die eine nosokomiale Pneumonie (NN) verursacht, tritt während des Aufenthalts in einem Gesundheitszentrum oder Krankenhaus auf und manifestiert sich zwischen 48 und 72 Stunden nach der Entlassung des Patienten.

Die Hauptgefahr einer nosokomialen Pneumonie besteht darin, dass sie durch die Wirkung von Bakterienstämmen verursacht wird, die eine Resistenz gegen die meisten Antibiotika entwickelt haben, indem sie in einem mehrfach wiederholten Zyklus von einer kranken Person zu einer anderen übergegangen sind.

Personen, die aufgrund von Krankheit, Verletzung oder Medikamenten an einer Beteiligung des Immunsystems leiden und über einen längeren Zeitraum eine assistierte Atmung erhalten, bekommen mit größerer Wahrscheinlichkeit eine nosokomiale Pneumonie. Diese Bedingung gilt auch für dialysepflichtige Patienten sowie für medizinisches Personal, das lange Stunden in diesen Gesundheitszentren verbringt.

Eine ambulant erworbene Lungenentzündung ist in der Regel auf die Wirkung von in der Umwelt vorhandenen Bakterien oder Viren zurückzuführen, die nicht immer eine Resistenz gegen moderne Antibiotika entwickelt haben. Das Auftreten des Ausbruchs hängt normalerweise mit der vorherigen Ausbreitung von Influenza oder Influenza zwischen gesunden und kranken Menschen zusammen, die dieselbe Umgebung teilen.

40. Diagnosekriterien

Die Diagnose einer Lungenentzündung basiert hauptsächlich auf Symptomen wie hohem Fieber, Husten- und Brustschmerzen oder pleuritischen Schmerzen.

Röntgenbilder zeigen große weiße Flecken auf den Lappen einer oder beider Lungen sowie mögliche Anzeichen eines Pleuraergusses. Ein Bild einer Lungenentzündung kann auch durch die Blutsauerstoff- und Leukozytenwerte bestimmt werden.

In Fällen, in denen der Verdacht auf eine bakterielle Lungenentzündung besteht, können Sputum- oder Schleimkulturen durchgeführt werden, um den Erreger zu identifizieren und das zu verwendende Antibiotikum zu bestimmen. Heute gibt es Urintests zum Nachweis von Pneumokokken- und Legionellenantigen.

In schweren Fällen kann eine Lungenpunktion durchgeführt werden, um in der Pleurawand angesammelte Flüssigkeit zu entfernen, und es können Proben entnommen werden, sowie eine Bronchoskopie, um Schleim aus den unteren Atemwegen zu entnehmen.

41. Kausale pathogene Bakterien

In den Vereinigten Staaten ist die häufigste Ursache für ambulant erworbene Lungenentzündungen eine Infektion mit den *Streptococcus pneumoniae-* Bakterien.

Diese Art der Infektion tritt normalerweise bei Patienten auf, die gerade eine schwere Erkältung oder Grippe hatten, da ihr Immunsystem vorübergehend geschwächt ist. Es kann jedoch auch auftreten, ohne dass zuvor eine Atemwegserkrankung aufgetreten ist.

Eine bakterielle Lungenentzündung kann eine oder beide Lungen betreffen. Es kann auch nur in einem Lungenlappen oder im gesamten Organ auftreten.

HIV / AIDS-Patienten erkranken häufig an einer Lungenentzündung aufgrund der Wirkung der *Pneumocystis-* Bakterien.

Eine zweite Art der bakteriellen Lungenentzündung wird durch *Mycoplasma pneumoniae* verursacht. Diese Krankheit wird oft als wandernde Lungenentzündung bezeichnet, da ihre Symptome milder sind als die, die durch eine *Streptococcus pneumoniae-* Infektion verursacht werden.

Aus diesem Grund benötigen viele Patienten keine Ruhe- oder Krankenhausversorgung und können sich innerhalb weniger Tage erholen. Obwohl es sich nicht um Bakterien handelt, sind Pilze eine der häufigsten Ursachen für den pathogenen Ursprung einer Lungenentzündung.

Diese Pilze kommen in Garten- und Feldböden oder in Gebieten vor, in denen große Mengen an Vogelfäkalien abgelagert werden. Sie sind in heißen und feuchten Klimaregionen häufiger anzutreffen. Je mehr Pilze eine Person in diesen Umgebungen einatmet, desto größer ist die Wahrscheinlichkeit, eine Lungenentzündung zu entwickeln.

42. Risikofaktoren und Prävention

Eine Lungenentzündung kann jeden Menschen angreifen, unabhängig von Alter oder Geschlecht. Kinder unter 2 Jahren und Erwachsene über 65 sind jedoch die wahrscheinlichsten sozialen Gruppen, die unter dieser Krankheit leiden. Zusätzlich zum Alter gibt es Risikofaktoren, die die Möglichkeit einer Lungenentzündung erhöhen können.

Dazu gehören die folgenden:

Mit chronisch obstruktiver Lungenerkrankung (COPD) oder Asthma.

An Herzerkrankungen leiden.

Lange Zeit auf einer Intensivstation im Krankenhaus bleiben, insbesondere wenn Sie beatmungsunterstützt atmen.

Chronischer Raucher sein oder täglich viele Stunden Zigarettenrauch ausgesetzt sein (Passivraucher).

Eine Autoimmunerkrankung zu haben oder das Immunsystem zu schwächen.

Menschen, die von Mukoviszidose betroffen sind, können häufig eine Lungenentzündung entwickeln, da sich ständig Flüssigkeit in ihrer Lunge ansammelt, was unter anderem das Wachstum von Bakterien begünstigt, die in die oberen Atemwege gelangen.

Menschen, die von HIV / AIDS betroffen sind, sowie Lungen-, Nieren- oder Lebertransplantationspatienten, die aufgrund von Krankheit bzw. Konsum von Medikamenten gegen Abstoßung ein schwaches Immunsystem haben, sind ebenfalls besonders anfällig für Lungenentzündung.

Krebspatienten, die sich einer Strahlentherapie und Chemotherapie unterziehen, gelten ebenfalls als hohes Risiko für Lungenentzündung sowie für Patienten mit entzündlichen Erkrankungen, bei denen über einen längeren Zeitraum Steroide eingesetzt werden müssen.

Die Gewohnheit des Rauchens ist ein Faktor, der das Auftreten einer rekursiven Lungenentzündung begünstigt, da die in der Zigarette enthaltenen Chemikalien das Lungenepithel schädigen, wo sich die Bärte oder Zilien, die die Staubpartikel und toten Zellen fegen, außerhalb der Lunge befinden.

Die beste Vorbeugung gegen Lungenentzündung ist die gleiche wie bei jeder anderen Krankheit, die von Bakterien oder Viren übertragen wird. Dazu gehört, dass Sie Ihre Hände mehrmals täglich mit Wasser und Seife oder einer Lösung auf Alkoholbasis waschen.

Dies sollte insbesondere dann erfolgen, wenn Sie Kontakt mit Oberflächen haben, die von einer großen Anzahl von Personen berührt werden, z. B. Restauranttische, Bars, Türen usw.

Menschen, die Symptome einer Erkältung oder eines starken Hustens zeigen, sollten auch das Winken des Händedrucks vermeiden. In diesem Fall ist es ratsam, einen Mindestabstand von einem Meter zu der Person einzuhalten, die Atemwegsbeschwerden zeigt, auch wenn diese gering sind.

43. Virale Lungenentzündung

Einige der für Influenza verantwortlichen Viren können eine Lungenentzündung verursachen, insbesondere bei

Kindern unter 5 Jahren und Erwachsenen über 65 Jahren. Dies liegt daran, dass ihre Organismen weniger in der Lage sind, die Wirkung von Viren zu bekämpfen, was die Wahrscheinlichkeit erhöht, dass sie die Lunge befallen.

Eine virale Lungenentzündung kann durch eines der folgenden Viren verursacht werden:

Influenzavirus.

Parainfluenza-Virus.

Respiratory Syncytial Virus (RSV).

Adenovirus.

Masernvirus.

Darüber hinaus sind die Patienten, die am häufigsten eine virale Lungenentzündung entwickeln:

Frühgeborene.

Säuglinge unter 10 Jahren mit Lungen- oder Herzproblemen.

Menschen, die mit HIV / AIDS infiziert sind.

Krebspatienten, die sich einer Chemotherapie, Strahlentherapie oder Medikamenten unterziehen, die das Immunsystem beeinflussen.

Menschen, die sich einer Organtransplantation unterzogen haben und Medikamente gegen Abstoßung einnehmen.

Im Allgemeinen weisen durch Viren verursachte Lungenentzündungen leichte bis mittelschwere Symptome auf und führen nur in bestimmten Fällen zu schweren Fällen, die das Leben des Patienten gefährden.

44. Lungenentzündung durch COVID -19

Trotz einer viel höheren Ansteckungskapazität als andere durch Coronavirus verursachte Krankheiten zeigt die COVID-19- Krankheit normalerweise leichte Symptome. In den meisten Fällen haben die Infizierten nur trockenen Husten, Halsschmerzen, Atemnot und Fieber von 38 °C.

Nur in mittelschweren oder schweren Fällen entwickelt sich ein Bild einer Lungenentzündung. In diesen Fällen ist die Wahrscheinlichkeit eines Todes erheblich erhöht, wenn der Patient älter ist oder an einer anderen Grunderkrankung leidet.

Die COVID -19 Pneumonie ist durch eine übermäßige Ansammlung von Flüssigkeit und Schleim in der Lunge gekennzeichnet, wodurch die Fähigkeit, das Blut mit Sauerstoff zu versorgen, praktisch auf weniger als 30% reduziert wird.

Röntgenbilder und Computertomographie-Scans von COVID -19 Patienten mit Bildern einer Lungenentzündung zeigen große undurchsichtige Bereiche, die als "Opazität des Grundglases" bezeichnet werden und auf eine schwere Obstruktion von Alveolen, Bronchiolen und Bronchien hinweisen.

45. Unterschiede zu anderen Lungenentzündungen

Eine durch die COVID-19- Krankheit verursachte Lungenentzündung stellt ein ernstes Risiko für das Leben des Patienten dar, wenn sie nicht rechtzeitig behandelt wird. Mehr als 50% der in der chinesischen Stadt Wuhan während der ersten 60 Tage des COVID -19 Ausbruchs verzeichneten Todesfälle entsprachen älteren Erwachsenen, die eine schwere Lungenentzündung entwickelten.

Menschen, die nicht an einer Lungenentzündung litten, erholten sich in fast 80% der Fälle in etwa zwei Wochen, und es wurden keine größeren Folgen beobachtet. Dies steht im Gegensatz zu anderen Coronavirus-induzierten Pneumonien wie dem MERS-CoV 2012 und dem SARS-CoV 2002, bei denen die Infektionsrate niedriger, die Mortalität jedoch viel höher war.

Bei beiden Ausbrüchen entwickelten 75% der Infizierten eine Viruspneumonie, und die geborgenen Menschen erlitten Folgen, die den dauerhaften Verlust von bis zu 30% ihrer Atmungskapazität aufgrund einer Schädigung ihres Lungengewebes beinhalteten.

46. Schweres akutes respiratorisches Syndrom

Das schwere akute respiratorische Syndrom (SARS) ist eine Erkrankung des Atmungssystems, die durch das SARS-CoV-2-Coronavirus sowie andere infektiöse oder nicht infektiöse Erkrankungen verursacht wird.

COVID -19 ist die letzte Komplikation der Krankheit und ansteckend und kann tödlich sein. Es wurde kürzlich in China im Jahr 2002 beschrieben und durch infizierte Reisende beim Ausbruch der SARS-CoV-1-Epidemie in verschiedenen Ländern verbreitet.

Diese Krankheit hat grippeähnliche Symptome wie trockener Husten, Atemnot, Fieber von 38 °C und Schüttelfrost, Muskelschmerzen, Kopfschmerzen und manchmal Erbrechen und Durchfall.

Dank internationaler Bemühungen konnte der Ausbruch eingedämmt werden, und seit 2004 gab es weltweit keine neuen Fälle von SARS durch SARS-Cov-1.

47. Sepsis der Atemwege und septischer Schock

Patienten, die an Lungenentzündung leiden, wie im Fall von l zu COVID -19, SARS und MERS können einen Prozess entwickeln schwere Infektion, die wiederum eine extreme Abwehrreaktion des Organismus verursacht.

Die Produktion von Leukozyten und Schleim wird erhöht, um zu versuchen, Infektionserreger aus der Lunge zu entfernen, und diese füllen sich als allergische Reaktion auf die Infektion mit Flüssigkeit.

Diese Bedingungen können die Entwicklung einer Sepsis der Atemwege begünstigen, da sich opportunistische Bakterien in der warmen, feuchten Umgebung der Lunge vermehren. Die Infektion kann wiederum in das Blut des Patienten übergehen und Organe wie Herz, Leber, Darm und Nieren betreffen.

Der Organismus gerät aufgrund der Ansammlung von Toxinen, die von Bakterien und Viren produziert werden, sowie des Versagens der Nieren und der Leber, die für die Filterung des Blutes verantwortlich sind, in einen septischen Schockzustand.

48. Zusätzliche Atemkomplikationen

Menschen, die von einer Lungenentzündung betroffen sind, können Komplikationen entwickeln, die die Funktion anderer Organe als der Lunge beeinträchtigen.

Die am häufigsten in der s schwere Lungenentzündung Bakteriämie ist, die auftritt, wenn die Bakterien infizieren die Lungen Blutfluss und die Ausbreitung auf andere Organe übergeben.

Eine Bakteriämie kann ein Bild von Organversagen und Sepsis verursachen, das bei Kindern und älteren Erwachsenen tödlich sein kann.

49. Versagen mehrerer Organe

Wie oben erwähnt, kann eine Lungenentzündung im schwersten Stadium zur Bakteriologie führen, dh zur Ausbreitung einer Lungeninfektion auf das Blut und von dort auf Organe wie Leber, Herz, Gehirn, Nieren und Darm.

Eine unkontrollierte Infektion kann zum Versagen eines oder mehrerer dieser Organe führen, was wiederum die Ansammlung von Toxinen und Stoffwechselabfällen im Körper erhöht. Nierenversagen ist eine der ersten Folgen einer schweren Lungenentzündung, gefolgt von Leberversagen.

Darüber hinaus können viele Antibiotika, die im Kampf gegen bakterielle Lungenentzündung eingesetzt werden, schädliche Auswirkungen auf Leber und Nieren haben und kurz- und mittelfristig zu deren Versagen beitragen.

50. Medizinische Entlassung wegen Lungenentzündung

Patienten mit Lungenentzündung werden entlassen, wenn der Entzündungsprozess in der Lunge aufhört und klinische Untersuchungen zeigen, dass die Infektion nach der Behandlung mit Antibiotika abgeklungen ist und sich ausgeruht hat.

Dies bedeutet jedoch nicht, dass der Patient vollständig gesund ist, da es mehrere Symptome und Folgen gibt, deren Verschwinden mehr Zeit erfordert.

Der mit einer Lungenentzündung verbundene Husten dauert normalerweise 1 bis 2 Wochen, um sich vollständig zu bessern. Appetit und Schlaf können bis zu 1 Woche nach Abklingen der Lungenentzündungssymptome beeinträchtigt werden.

Darüber hinaus können Muskelschmerzen und ein Gefühl der körperlichen Müdigkeit bis zu einem Monat nach der Entlassung des Lungenentzündungspatienten anhalten.

In den meisten Fällen geben Ärzte den Patienten eine 30-tägige Pause, um ihre vollständige Genesung von einem solchen Zustand zu fördern.

Teil VI. Hohes Sterblichkeitsrisiko

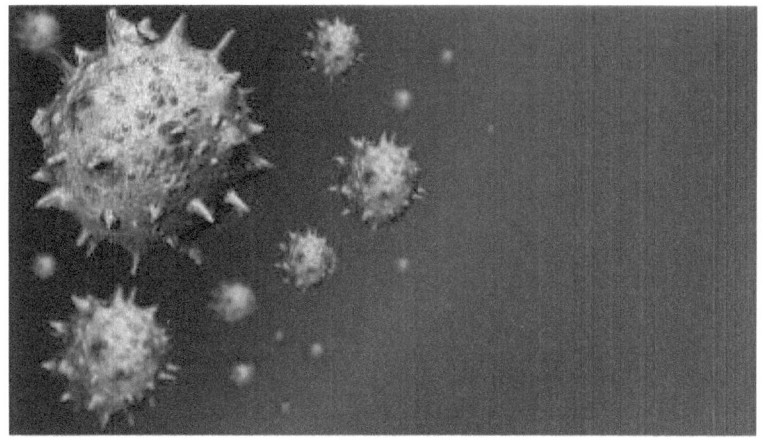

51. Herz-Kreislauf-Erkrankungen

In einer vom American College of Cardiology veröffentlichten Studie wurde festgestellt, dass Patienten mit Herz-Kreislauf-Erkrankungen, die an COVID -19 erkranken, eine Sterblichkeitsrate von 10,5% aufweisen. Dies entspricht Beobachtungen, die bei früheren Ausbrüchen von Coronavirus-Erkrankungen gemacht wurden, bei denen festgestellt wurde, dass die schwersten Patienten auch dazu neigten, Herz-Kreislauf-Verletzungen oder Probleme zu haben.

Darüber hinaus entwickelten Patienten ohne vorherige Herzprobleme diese Art von Krankheit, als ihre Symptome ein kritisches Niveau erreichten, bei dem sie eine Intensivpflege benötigten.

Zu den Komplikationen, die schwere Patienten mit COVID-19 betreffen können, gehören Arrhythmien, akute Koronarsyndrome und das Auftreten oder die Verschlimmerung von Herzinsuffizienz.

Die COVID -19 erzeugt einen Prozess Vaskulitis oder Entzündung der Blutgefäße und eine Entzündung der mittleren Schicht des Herzmuskels, die so genannt Myokarditis.

Daten aus klinischen Fällen von COVID-19 in Wuhan, China, sowie in den USA zeigen, dass Menschen über 65 Jahre mit Bluthochdruck oder koronarer Herzkrankheit häufiger an SARS-CoV-2 erkranken und Symptome entwickeln. ernst.

Globale Studien weisen auf eine Beziehung zwischen den Troponin T (TnT) -Spiegeln und der Sterblichkeitsrate von mit COVID-19 infizierten Herzpatienten hin. Je höher der TnT-Spiegel ist, desto größer ist die Wahrscheinlichkeit, einen kritischen Zustand zu entwickeln und sogar an COVID-19 zu sterben.

52. Ältere Menschen

Die Mortalitätsrate von l zu COVID-19 relativ niedrig mit früheren Krankheiten wie SARS - Coronavirus (2002) und dem MERS (2012) verglichen.

Weltweit bis März 2020 nur 0,66 Prozent der Personen zwischen 20 und 40 Jahren infiziert starb an den Komplikationen von l bis COVID-19. In China wurde jedoch bereits festgestellt, dass dieser Prozentsatz im Bereich von 70 bis 78 Jahren dramatisch anstieg, wo die Sterblichkeit auf 8% stieg.

Bei Patienten über 80 Jahren stieg die Sterblichkeitsrate auf 14,8%.

Darüber hinaus wurde festgestellt, dass die Hälfte der tödlichen Fälle Erwachsenen über 60 Jahre entsprach, von denen viele unter anderen früheren Erkrankungen wie Diabetes, Bluthochdruck, Krebs oder Nieren- oder Lebermangel litten.

Studien, die im Rahmen des Fortschreitens der Pandemie in Europa und den Vereinigten Staaten durchgeführt wurden, bestätigten, dass ältere Erwachsene anfälliger für die Entwicklung schwerer Symptome oder das Sterben sind.

53. Raucher

Vorläufige Studien zeigen, dass aktive und passive Raucher ein höheres Risiko für Komplikationen haben, wenn sie mit COVID -19 infiziert sind als andere Atemwegspatienten wie Asthmatiker.

Fachleute aus der ganzen Welt sind sich einig, dass Tabak im Lungengewebe eine Reaktion hervorruft, die den Bindungsmechanismus des SARS-CoV-2-Coronavirus mit den Lungenzellen begünstigt und daher die Ansteckungsgeschwindigkeit erhöht.

Fünf von chinesischen Universitäten im Januar und Februar 2020 durchgeführte Studien ergaben, dass Raucher wie bei Grippe oder Influenza doppelt so häufig an COVID -19 erkranken wie Nichtraucher im gleichen Alter.

Ein Grund dafür ist, dass Rauchen das Lungenepithel dauerhaft schädigt, die Lunge vor Infektionen schützt und Staub, Bakterien und tote Zellen ausstößt.

Darüber hinaus wurde festgestellt, dass das SARS-CoV-2-Coronavirus auf Oberflächen wie Kupfer und Pappe bis zu 3 Stunden überlebt sowie in Mikrotröpfchen aus Aerosolen sowie in Tabakrauch und neuen elektronischen Zigaretten suspendiert ist.

Dies bedeutet, dass ein mit COVID-19 infizierter Raucher jeden in der Nähe infizieren kann, der den abgelaufenen Rauch einatmet, der das aktive Virus trägt.

Die statistische Analyse von Tausenden von COVID -19 Patienten in Wuhan und anderen chinesischen Städten ergab, dass rauchende Patienten häufiger schwere bis schwere Symptome entwickelten als Nichtraucher.

Darüber hinaus waren Raucher in 16,9% der Fälle die Gruppe, die in schweren Fällen am meisten Unterstützung bei der Atmung und Intensivpflege benötigte, gegenüber 7,6%, die Ex-Raucher waren, und 5,2%, die nie konsumierten Tabak.

Hinzu kommt, dass 25,8% der Verstorbenen Raucher waren, gegenüber 11,8% bei Nichtrauchern.

54. Alkoholismus

Alkoholabhängigkeit hat Konsequenzen für das Immunsystem, wodurch die Person einer höheren Infektionsrate durch Viren wie das neue COVID-19 ausgesetzt wird.

Darüber hinaus hebt Alkohol die Wirkung der meisten Antibiotika auf, und antivirale Medikamente, die bei der Behandlung von Lungenentzündung und Infektion eingesetzt werden, sind sekundär durch COVID-19 verursacht.

In einigen Fällen erhöht Alkohol die Toxizität und die Nebenwirkungen bestimmter Medikamente, die die Nieren- und Leberfunktion beeinträchtigen können.

Hinzu kommt, dass ein Teil des Alkohols, der in den Körper gelangt, durch Atmung ausgestoßen wird und das Lungengewebe reizt.

55. Asthma bronchiale

Asthma ist ein entzündlicher Prozess der Atemwege, der durch eine Immunantwort des Körpers auf physische und emotionale Faktoren hervorgerufen wird.

Asthma bronchiale wird als eine Erkrankung angesehen, die das Risiko einer COVID -19Infektion und der Entwicklung schwerer Symptome erheblich erhöht. Bei chronischen Asthmatikern können Entzündungszellen die Lunge akut schädigen.

Bei den mit COVID -19 infizierten Personen verursacht das Virus einen trockenen Husten und Atembeschwerden, da mehr Schleim oder Schleim erzeugt wird und sich Flüssigkeit in der Lunge ansammelt.

Dies kann ein ernstes Risiko für Asthmatiker darstellen, die einen akuten Entzündungsprozess entwickeln können und Intensivpflege, Atemunterstützung benötigen oder sogar an einem Totalausfall der Atemwege sterben können.

56. Chronische Lungenerkrankung

Patienten, die von Erkrankungen der Atemwege wie chronisch obstruktiver Lungenerkrankung (COPD), idiopathischer Lungenfibrose (IPF) und Asthma betroffen sind, können verschiedene Symptome aufweisen, die denen der COVID-19- Krankheit sehr ähnlich sind.

Diese Symptome umfassen Atemnot, trockenen Husten und allgemeines Unwohlsein. In vielen Fällen suchen diese Patienten keinen Arzt auf, wenn sie COVID -19 erhalten, weil sie glauben, dass ihre Symptome ihren früheren Lungenerkrankungen entsprechen.

Menschen mit chronischen Lungenerkrankungen sind einem ernsthaften Risiko ausgesetzt, wenn sie sich mit COVID -19 infizieren, da diese Krankheit eine mittelschwere bis schwere Lungenentzündung verursachen kann.

Zusätzlich verursacht COVID-19 schwere diffuse Verletzungen in der gesamten Lunge, wodurch der Sauerstoffgehalt im Blut bei Menschen, die von zugrunde liegenden Lungenerkrankungen betroffen sind, weiter verringert wird.

Patienten mit schwerer COVID -19 Pneumonie, die sich erholen können, können bleibende Lungenschäden haben, die ihre Atmungskapazität um bis zu 30% verringern.

Dies ist bei einer zuvor gesunden und körperlich gesunden Person schwerwiegend, vor allem aber bei Personen, die aufgrund anderer chronischer Lungenerkrankungen bereits eine Abnahme ihrer Atmungskapazität erlitten haben.

57. Diabetes mellitus

Personen über 60 Jahre sowie Personen mit früheren Erkrankungen wie Asthma, Diabetes mellitus und Herzproblemen stellen die Gruppe mit dem höchsten Risiko für Komplikationen und den Tod durch COVID-19 dar.

Bei der Analyse der Daten von mehr als 10.000 Infizierten in der chinesischen Stadt Wuhan wurde festgestellt, dass Diabetiker bis zu 20% der Infizierten ausmachten, die schwere und schwere Symptome entwickelten.

In den schwersten Fällen erreichten Diabetiker wiederum eine Sterblichkeitsrate von 7,3%. Dies ist weit höher als die Sterblichkeitsrate bei Schwerinfizierten ohne Diabetes oder andere Grunderkrankungen, die nur 0,9% betrug.

Ein Grund für diese hohe Sterblichkeitsrate von mit COVID-19 infizierten Diabetikern ist, dass sie eine größere Tendenz zur Entwicklung von Virusinfektionen haben, da ihr Immunsystem geschwächt ist.

Diese Menschen haben weiße Blutkörperchen mit einer verringerten Phagozytosekapazität, was ihre Reaktion auf das Vorhandensein von SARS-CoV-2 erschwert und die für die Erholung von einer Infektion erforderliche Zeit verlängert.

Hinzu kommt, dass sowohl SARS-CoV-2 als auch andere Viren bei Personen mit hohem Blutzuckerspiegel schneller gedeihen können.

Darüber hinaus produzieren Diabetes-Patienten weniger Interferon, ein Molekül, das für die organische Reaktion auf Viren von großer Bedeutung ist, sowie CD8 oder zytotoxische Dysfunktionen.

58. Fettleibigkeit

Fettleibigkeit ist an sich kein tödlicher Risikofaktor für eine COVID -19 Infektion, aber Krankheiten, die mit dieser Erkrankung zusammenhängen, wie Diabetes, Bluthochdruck und Atemprobleme, sind es.

Statistische Studien, die von den Centers for Disease Control in den USA durchgeführt wurden, ergaben, dass in der Stadt New Orleans die Rate tödlicher Fälle durch COVID-19 die des Staates New York verdoppelte, obwohl weniger bestätigte Fälle vorlagen.

Dies lag daran, dass viele der Patienten in New Orleans Menschen waren, die über 12 Kilogramm schwer oder krankhaft fettleibig waren und an früheren Erkrankungen wie Bluthochdruck, Diabetes und Asthma litten. Ein weiterer Grund dafür, dass übergewichtige Menschen mit COVID-19 eine größere Sterbewahrscheinlichkeit haben, wenn sich ihr Zustand verschlechtert, ist, dass sie ein schwächeres Immunsystem haben als die durchschnittliche übergewichtige Person.

Darüber hinaus leidet ein großer Prozentsatz der übergewichtigen Menschen an Schlafapnoe, einem Zustand, der ihre Atmung während des Schlafes beeinträchtigt und einen Abfall des Blutsauerstoffgehalts verursacht.

Darüber hinaus ist in vielen Fällen der Transport einer mit COVID-19 komplizierten fettleibigen Person schwieriger oder erfordert sogar große Anstrengungen, um sie rechtzeitig von zu Hause zu einem Gesundheitszentrum zu bringen.

Ein weiteres Problem ist die Schwierigkeit, CT-Scans und Röntgenplatten durchzuführen sowie sie zu intubieren oder ihnen ein geeignetes Bett für ihr Gewicht und ihre Körpergröße zu besorgen, wenn sie eine intensive Pflege benötigen.

59. Hypothyreose

Hypothyreose ist eine Erkrankung, bei der die Schilddrüse weniger Hormone als normal produziert. Mindestens 5% der Weltbevölkerung leiden an Hypothyreose.

Angesichts der COVID-19- Pandemie besteht bei diesen Patiententypen ein Mortalitätsrisiko, das je nach Manifestation der Krankheit variiert.

Menschen mit Schilddrüsenmangel neigen dazu, Übergewicht zu entwickeln, was wiederum zu Bluthochdruckproblemen und zur Durchblutung der unteren Extremitäten führt. Menschen mit Hypothyreose nehmen nicht nur ohne erhöhte Nahrungsaufnahme zu, sondern leiden auch häufig unter chronischer Müdigkeit oder Energiemangel.

Die häufigste Ursache für eine Schilddrüsenunterfunktion ist die sogenannte Hashimoto-Krankheit, bei der das Immunsystem die Schilddrüse angreift. Dies führt zu einer dauerhaften Entzündung der Schilddrüse und einer Funktionsstörung der Hormonproduktion.

Andere Ursachen sind Strahlentherapie-Behandlungen, Nebenwirkungen einiger Medikamente gegen Leber- oder Nierenerkrankungen oder aus angeborenen Gründen.

Im Allgemeinen hängt die Sterblichkeitsrate dieser Patienten bei der Einnahme von COVID-19 nicht direkt mit dem Problem ihrer Schilddrüse zusammen, sondern mit der daraus abgeleiteten Verschlechterung der allgemeinen körperlichen Verhältnisse ihres Körpers.

60. Nebenniereninsuffizienz

Menschen, die an Nebenniereninsuffizienz leiden, neigen dazu, schwere bis schwere Erkrankungen zu entwickeln, wenn sie sich mit COVID-19 infizieren, da ihr Körper besonders anfällig für Infektionen oder Verletzungen ist.

Dies liegt daran, dass Ihre Nebennieren nicht die erforderliche Menge an Hormonen wie Aldosteron und Cortisol produzieren können, die am Ausgleich von Blutdruck und Blutzuckerspiegel beteiligt sind.

Darüber hinaus verändert dieses Problem auch den Mechanismus, durch den der Körper die Beziehung zwischen Wasser und Salz im Blut aufrechterhält.

Eine der Folgen davon ist, dass der Körper seine Fähigkeit verliert, virale oder bakterielle Infektionen zu bekämpfen.

Darüber hinaus verlangsamt sich die Erholung von Verletzungen oder Krankheiten im Muskel-, Bindegewebe oder Knochengewebe.

In beiden Fällen von primärer Nebenniereninsuffizienz (Morbus Addison) oder sekundärer Nebenniereninsuffizienz (aufgrund von Hypopituitarismus) basieren die Behandlungen normalerweise auf der Aufnahme von Glukokortikoid.

Wenn der Patient einen trockenen Husten und Fieber entwickelt, wie in schweren bis schweren Fällen von COVID -19, wird die Dosis normalerweise verdoppelt, bis die Symptome nachlassen. In einigen Fällen schwerer COVID -19 Patienten wurde jedoch festgestellt, dass sie ebenso anfällig für bakterielle und virale Infektionen sind wie Diabetiker, was als hohes Risiko angesehen wird.

Darüber hinaus können Glukokortikoide, die zur Kontrolle der Nebenniereninsuffizienz verschrieben werden, die Immunantwort des Körpers beeinflussen. Wenn sich die Person also mit COVID -19 infiziert, sind sie anfällig für Krankheitserreger, die ihre Atmungssymptome verschlimmern und Organversagen verursachen können.

61. Chronische Nierenerkrankung

International Society of Nephrology (SIN) berichtete q ue hat noch nicht gezeigt, dass l bis COVID -19 Ursache Veränderungen der Nierenfunktion bei Patienten mit leichten oder mittelschwerer Boxen. Bei Patienten von COVID -19 mit schweren Symptomen und einer stationären Behandlung erforderlich, hat es einen Verlust von 25 bis 50% der Nierenfunktion gefunden.

Urintests bei diesen Patienten zeigen Anzeichen von Nierenschäden wie Proteinurie und Hämaturie. Erhöhte Kreatinin- und Harnstoffstickstoffspiegel werden auch bei Ihren Blutuntersuchungen festgestellt.

Dies bestätigt frühere Theorien, die darauf hinweisen, dass das SARS-CoV-2-Coronavirus die Nieren beeinflussen kann, da die Zellen dieser sowie der Lunge Zellen mit Rezeptoren aufweisen, die als ECA2 bezeichnet werden, insbesondere im Zusammenhang mit den Protuberanzen oder Spitzen der äußeren Schicht des Coronavirus. Dies hilft dem Virus, diese Zellen zu infizieren und sich schnell zu vermehren.

Die SIN hat jedoch gezeigt, dass weniger als 15% der COVID -19 Patienten ein Bild einer akuten Nierenverletzung entwickeln.

In jedem Fall empfiehlt die SIN, die Nierenfunktion aller mit COVID-19 infizierten Personen, unabhängig davon, ob sie zuvor an einer chronischen Nierenerkrankung leiden oder nicht, mithilfe der Glomerular Filtration Rate (GFR) zu überwachen chronische Nierenerkrankungen, die in Gesundheitszentren, in denen sie mit COVID -19 infiziert sind, dialysiert werden.

Diese Patienten können nosokomiale Pneumonien entwickeln und neigen an sich zu einer verminderten Immunfunktion, die sie bei einer Infektion mit COVID -19 anfällig für schwere Symptome macht.

62. HIV / AIDS

Träger des Human Immunodeficiency Virus (HIV), die bei guter Gesundheit sind, haben das gleiche Risiko, sich mit COVID -19 zu infizieren wie gesunde Menschen im gleichen Alter. Wenn der HIV-Träger mit COVID -19 infiziert ist, aber keine anderen früheren Pathologien aufweist, zeigt sich eine ähnliche Entwicklung wie bei jeder anderen Person ohne HIV.

E n, wenn der Patient entwickelte Acquired Immunodeficiency Syndrome (AIDS), die durch HIV verursacht werden, im Wesentlichen das Risiko einer Infektion und Komplikationen erhöht. Es kommt vor, dass der Körper die Fähigkeit verliert, sich gegen Infektionen durch Pilze, Bakterien und Viren zu verteidigen.

Die Überlebenschancen l bis COVID -19 abhängig von der Höhe der Immunschwäche Patienten, der Art der Behandlung, die Sie erhalten haben, und Ihr Alter.

Es ist bemerkenswert, dass bisher nicht, dass antivirale Medikamente HIV-AIDS haben eine Wirkung Protec verwendet gezeigt, zu behandeln tor gegen l zu COVID -19.

Es gibt auch keine Hinweise darauf, dass Chelopinavir, Ritonavir und andere Proteaseinhibitoren eine

Schutzwirkung gegen das Eindringen von SARS-CoV-2 in die Zellen der infizierten Person haben.

In diesem Zusammenhang empfehlen die europäischen Gesundheitsbehörden diesen Patienten, die verschriebene Dosis von Virostatika einzunehmen, unabhängig davon, ob sie COVID -19 haben oder nicht, und sie nicht außerhalb der Empfehlung der behandelnden Ärzte zu ändern.

Leider haben nach Angaben der Vereinten Nationen (UN) rund 15 Millionen Menschen mit HIV keinen Zugang zu antiviralen Medikamenten.

63. Transplantiert

Patienten, die Transplantationen Niere, Leber erhalten, Herz und Lunge sind co nsiderados hohe Risiko von l bis COVID -19.

Im Rahmen des postoperativen Transplantationsprozesses müssen diese Personen immunsuppressive Medikamente einnehmen, die die Reaktionsfähigkeit des Immunsystems verringern. Dies ist ein Weg, um zu verhindern, dass dieses System das transplantierte Organ angreift, das Sie als Fremdkörper betrachten würden.

Dies macht den Patienten anfälliger für die Wirkung von SARS-CoV-2 und für andere Bakterien oder

Viren. Bei Empfängern von Organtransplantaten, die mit COVID-19 infiziert sind, wird empfohlen, die Dosis von Immunsuppressiva zu senken, sobald Symptome der Krankheit auftreten, damit sie sich vor Sekundärinfektionen schützen können.

64. Verwendung von Steroiden

Medikamente auf Corticosteroid-Basis wurden mit gemischten Ergebnissen bei der Behandlung von Patienten mit schwerem akutem respiratorischen Syndrom (SARS) im Jahr 2002 und nahöstlichem respiratorischem Syndrom (MERS) im Jahr 2012 eingesetzt.

Obwohl in einigen europäischen Gesundheitszentren Steroide zur Behandlung von COVID- 19- Lungenentzündung eingesetzt wurden, hat die Weltgesundheitsorganisation von ihrer Verwendung nach Möglichkeit abgeraten.

Einer der Gründe ist, dass Kortikosteroide den Entzündungsprozess reduzieren, der mit einer Infektion in der Lunge des COVID-19- Patienten verbunden ist.

Dies trägt theoretisch dazu bei, das Risiko einer akuten Lungenverletzung und Atemnot im Zusammenhang mit mittelschweren und schweren Fällen von COVID -19 Pneumonie zu verringern.

Kortikosteroide verringern jedoch auch die Reaktionsfähigkeit des Immunsystems, was Infektionen durch Bakterien oder Viren begünstigt und das Risiko eines septischen Schocks oder Organversagens erhöht.

Außerdem es ist noch unklar, der Nutzen der anti - entzündliche Prozesse Steroidtherapie der Lungen, um Agre beeinflussen sive wie auch l zu COVID -19. Aus diesem Grund empfiehlt die WHO, auf neue Studien zu warten, in denen die Bequemlichkeit oder Nichtanwendung der Verwendung von Steroiden bei der Behandlung von Patienten mit dieser Krankheit geklärt wird.

65. Immunsupprimiert

Immunsupprimierte Patienten sind solche, deren Immunsystem durch einen genetischen Zustand, eine Krankheit oder durch die Wirkung eines Arzneimittels oder eines externen Mittels geschwächt ist. Daher besteht für diese Gruppe ein hohes Risiko für Komplikationen und Todesfälle, wenn sie mit COVID -19 infiziert werden.

Zu den immunsupprimierten Patienten zählen Patienten, die vom Human Immunodeficiency Virus (HIV) und dem daraus resultierenden Acquired Immunodeficiency Syndrome (AIDS) betroffen sind. Bei diesen Menschen wird das Abwehrsystem praktisch zerstört, was das

Auftreten aller Arten von bakteriellen, viralen oder Pilzinfektionen in der Lunge und anderen Organen erleichtert.

Menschen mit Diabetes können auch ein geschwächtes Immunsystem haben. Ein besonderer Fall ist der Fall von Menschen mit Ernährungsproblemen, entweder Fettleibigkeit oder Unterernährung, bei denen die Fähigkeit ihres Körpers, sich gegen Infektionen zu verteidigen, im Allgemeinen verringert ist.

Die Gruppe der Krebspatienten, die Immunsuppressiva benötigen, zeigt auch ein ernstes Risiko für Komplikationen und Todesfälle, wenn sie mit COVID-19 infiziert sind.

66. Geisteskrank und behindert

Geisteskranke gehören zu den Gruppen, die am anfälligsten für eine Ansteckung mit COVID-19 sind. Chinesische Behörden am Anfang Februar 2020 viele pacie entdeckten mentaler efore erworben hatte l zu COVID-19 nach der Einwirkung der Ansteckung kann bewusst nicht den grundlegenden Vorsichtsmaßnahmen zu vermeiden Sie den Kontakt mit kranken Menschen und kontaminierten Gegenständen folgen.

Andere waren in den psychiatrischen Stationen und Einrichtungen, in denen sie inhaftiert waren, dem Virus ausgesetzt, und hatten in vielen Fällen keine angemessenen Hygienemaßnahmen, um eine Infektion dieser Art zu verhindern.

Eine Situation, die psychisch Kranke betrifft, ist das Stigma gegen sie im Gesundheitssystem vieler Länder, das es ihnen erschwert, rechtzeitig versorgt zu werden, wenn sie Symptome von COVID -19 zeigen.

Darüber hinaus erfordert die Behandlung möglicherweise mehr Aufmerksamkeit und Zeit vom Gesundheitspersonal, das in vielen Fällen bereits von COVID- 19- Fällen in der Allgemeinbevölkerung überfordert ist.

Die COVID -19 Gesellschaft verursacht auch eine Welle von Furcht und Angst, die die psychische Gesundheit dieser Patienten verschlimmern kann, während Quarantänen und Einschränkungen der Bewegungsfreiheit von Personen, die Leistung der regelmäßigen Konsultationen beeinflussen können und Therapien die sie benötigen.

Teil VII. Globale und kommunale Epidemiologie

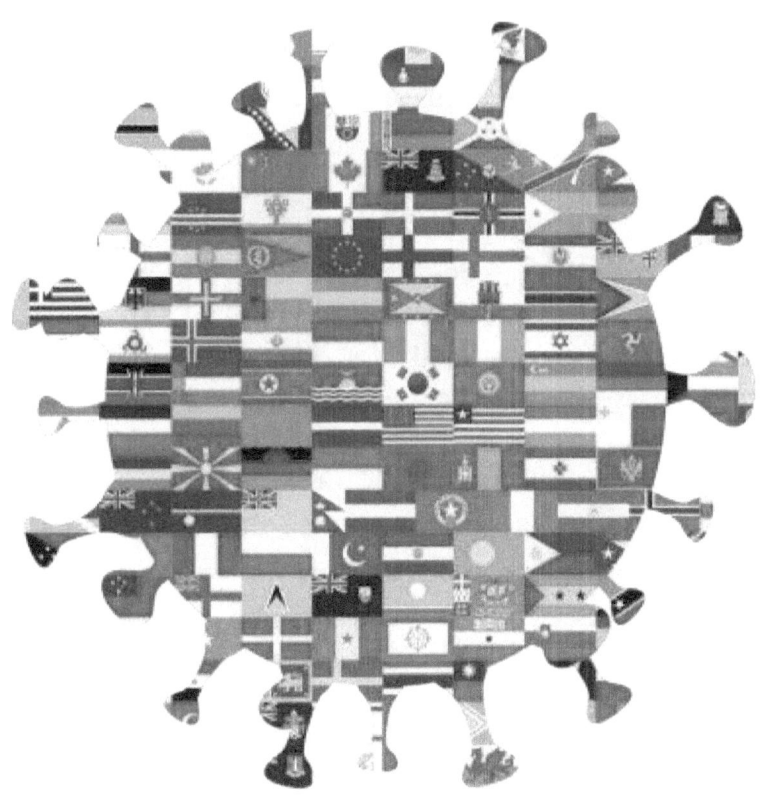

67. Epidemien in der Geschichte der Menschheit

Seit die Menschheit mündlich oder schriftlich über ihre Geschichte berichtet, gab es eine große Anzahl von Epidemien, bei denen Millionen Menschen in verschiedenen Regionen der Welt ums Leben kamen.

Viele Epidemien wurden durch einen einzigen Infektionserreger und in anderen durch eine Kombination von zwei oder mehr Krankheiten verursacht, die durch schlechte Hygienebedingungen und schlechte Ernährung in der Bevölkerung begünstigt wurden.

Von 430 v. Chr. Bis zum 21. Jahrhundert gab es 20 Pandemien oder globale oder außerkontinentale Epidemien. Unter diesen entsprechen die vier zerstörerischsten den Epidemien von Pocken, spanischer Grippe, HIV-AIDS und der sogenannten schwarzen Pest.

Die Pockenepidemie gilt als die tödlichste in der gesamten Geschichte der Menschheit sowie als die älteste, da diese Krankheit seit etwa 12.000 Jahren wütet. Seitdem sind mehr als 300 Millionen Männer, Frauen und Kinder an dem für Pocken verantwortlichen Pockenvirus gestorben.

Der schwerste Ausbruch ereignete sich zwischen 1520 und 1533, als mehr als 56 Millionen Ureinwohner aus Mittel-

und Südamerika starben, infiziert von spanischen Eroberern, gegen die sie kämpften.

Erst 1800 erschien ein Pockenimpfstoff, mit dem ein universeller Impfplan begann, der es Ende der 1970er Jahre ermöglichte, den Planeten für frei von dieser Krankheit zu erklären.

Masern sind eine weitere Krankheit, die durch tödliche Epidemien gekennzeichnet ist. Es wird geschätzt, dass seit seinem Erscheinen in der Antike mehr als 200 Millionen Opfer gefordert wurden. Bis zur Erfindung eines Impfstoffs im Jahr 1963 trat diese Krankheit in Zyklen von 2 bis 3 Jahren auf und verursachte jedes Mal etwa 2 Millionen Todesfälle.

Eine andere alte und tödliche Epidemie, die die Geschichte kennzeichnete, war der Schwarze Tod oder die Beulenpest, die durch den *Yersinia pestis* bacillus verursacht wurde.

1347 kam es zu einer Pandemie des Schwarzen Todes, bei der in den nächsten 4 Jahren 50 Millionen Europäer und 150 Millionen Menschen in Asien und Afrika ums Leben kamen. Insgesamt wird angenommen, dass zu diesem Zeitpunkt 42% der Weltbevölkerung ausgelöscht wurden.

Der *Yersinia pestis* bacillus wurde durch den Biss von Läusen und Flöhen übertragen, die bei den schwarzen Ratten, die Schiffe aus China befallen hatten, nach Europa gelangten. Seine Symptome waren geschwollene

Lymphknoten im Körper und in den Geschlechtsorganen sowie Pusteln auf der Haut und Nekrose der Gliedmaßen.

Eine weitere tödliche Pandemie, die in der jüngeren Geschichte verzeichnet wurde, war die Spanische Grippe von 1918. Sie wurde durch einen Influenzavirus verursacht, der in Kansas, USA, auftrat und in der letzten Phase des Ersten Krieges von Soldaten nach Europa gebracht wurde. Welt. Diese infizierten Soldaten kamen über den Hafen von Brest nach Frankreich und innerhalb weniger Wochen breitete sich der Ausbruch auf Großbritannien, Deutschland, Italien und Spanien aus.

In den nächsten 12 Monaten starben 50 Millionen Menschen in Europa und weitere 50 Millionen in den USA und im Rest der Welt.

Der Name der spanischen Grippe war darauf zurückzuführen, dass die Pandemie in diesem Land weit verbreitet war und von den Medien nicht wie in den anderen am Ersten Weltkrieg beteiligten Nationen zensiert wurde.

Vor der jüngsten Pandemie von COVID -19 war diejenige, die weltweit die größte Angst verursachte, die des Human Immunodeficiency Virus (HIV), das 1981 in den Vereinigten Staaten auftrat. Es soll von afrikanischen Affen stammen und sich von dort aus ausbreiten Menschen.

Dieses Virus wird durch Vaginalflüssigkeiten und Speichel während des sexuellen Kontakts sowie durch

Bluttransfusionen oder durch das Teilen kontaminierter Nadeln unter drogenabhängigen Menschen übertragen.

Die infizierte Mutter kann in der Schwangerschaft HIV auf den Fötus oder während der Stillzeit auf das Neugeborene übertragen. Wenn es nicht rechtzeitig mit Retroviren behandelt wird, beträgt seine Sterblichkeitsrate 80%.

Die Infizierten entwickeln das Acquired Immune Deficiency Syndrome (AIDS), einen zerstörerischen Prozess des Immunsystems, der den Patienten dem Tod durch Lungenentzündung und verschiedene Infektionen aussetzt.

Von 1981 bis heute hat HIV-AIDS laut WHO etwa 35 Millionen Menschen getötet und 37 Millionen weitere sind weltweit infiziert.

68. Frühere Coronavirus-Epidemien

Im Jahr 2003 gab die WHO eine globale Warnung zu einer Epidemie einer neuen Art von Lungenentzündung heraus, die in der Region Guangzhou, China, aufgetreten war. Die Krankheit wurde als schweres akutes respiratorisches Syndrom (SARS) bezeichnet, und eine Gruppe chinesischer Forscher identifizierte ein Fledermaus-bedingtes Coronavirus als Ursache.

Dieses Coronavirus wurde SARS-CoV genannt, und obwohl eine schnelle Nachweismethode entwickelt werden konnte, war es nicht möglich, ein ausreichend wirksames Arzneimittel zu finden, um seiner Wirkung im Körper entgegenzuwirken.

SARS ist gekennzeichnet durch schwere Lungenentzündung, Fieber über 38 °C und schwere organische Komplikationen, alles in relativ kurzer Zeit ab dem Auftreten der ersten Symptome.

Nach Angaben der WHO waren von dem SARS-Ausbruch 2003 8.098 Menschen in 24 Ländern weltweit betroffen, von denen 774 starben.

Daraus ergibt sich eine Rate von tödlichen ity zu SARS-CoV von 9,6%.

Andererseits wurde 2012 in Saudi-Arabien über das Auftreten einer schweren Atemwegserkrankung berichtet, die sich über Reisende auf Oman, Jordanien und andere Länder im Nahen Osten ausbreitete. Dies wurde als Middle East Respiratory Syndrome (MERS) bezeichnet, und ein mit Kamelen verbundenes Coronavirus wurde als Ursache identifiziert, obwohl die Ansteckung später zufällig durch direkten persönlichen Kontakt erfolgte.

Dieses Coronavirus wurde MERS-CoV genannt. Zu den Symptomen von MERS gehören hohes Fieber, trockener Husten und Atemnot.

Seit seiner Gründung die MERS zu präsentieren im Jahr 2012 hat es 820 Menschen getötet und 2357 infiziert ist, eine Rate von darstellt le Soheit von 34,8%.

69. Beginn, Entwicklung und Ende der Pandemie

Die Pandemie beginnt in dem Moment, in dem sich eine Krankheit über ein Land hinaus ausbreitet und andere Nationen und Kontinente betrifft. Die WHO hat darauf hingewiesen, dass Pandemien hauptsächlich mit Infektionskrankheiten zusammenhängen, die durch kürzlich auftretende Viren oder Bakterien verursacht werden und für die die Bevölkerung keine natürliche Immunität besitzt.

Darüber hinaus wird die Pandemie durch die späte Reaktion der Gesundheitssysteme aufgrund fehlender Ausrüstung oder aufgrund des Fehlens einer wirksamen Behandlung oder eines Impfstoffs gegen die neue Krankheit begünstigt.

Die Entwicklung einer Pandemie ist normalerweise schnell, aber kurz und ihr Schweregrad wird nicht immer nur aufgrund der Anzahl der Todesfälle bewertet.

In vielen Fällen liegt der Schweregrad bei Tausenden von Patienten, die in kurzer Zeit auftreten können und ein ernstes Problem für die öffentliche Gesundheit verursachen.

Zum Beispiel war die spanische Grippepandemie sowohl schnell als auch tödlich. In nur 12 Monaten starben weltweit 50 Millionen Menschen, mehr als die Opfer des Ersten Weltkriegs, der 4 Jahre dauerte.

Pandemien werden beendet, sobald neue Fälle nur in demselben geografischen Gebiet oder Land auftreten und keine nationalen Grenzen überschreiten.

70. Möglichkeiten lokaler Endemiten

Ein Endemit ist definiert als das regelmäßige Auftreten einer Krankheit in derselben Region oder demselben Land und in einer ähnlichen Anzahl von Fällen in jedem Zyklus. Obwohl eine Krankheit auch in anderen Ländern auftreten kann, gilt sie als endemisch, wenn sie kontinuierlich in demselben geografischen Gebiet erneut auftritt und regelmäßig infiziert ist.

Zum Beispiel ist Malaria in tropischen Ländern eine endemische Krankheit, und trotz der Kontrollen und Behandlungen, die von verschiedenen Regierungen angewendet werden, wird geschätzt, dass jedes Jahr etwa 300 Millionen Menschen infiziert werden.

Im Falle von l bis COVID -19 gibt es mehrere Studien im Gange, die Möglichkeit zu prüfen, dass die SARS-CoV-

2 akquiriert endemisch Qualitäten. Einige Fälle von Menschen, die infiziert wurden, nachdem sie von Südkorea und China ausgetragen wurde, sie bezweifeln, dass Menschen Zeit über eine natürliche Immunität gegen entwickeln können die COVID -19.

Dies legt nahe einiger Forscher, dass die COVID -19 wieder auftauchen könnte von Zeit zu Zeit an einem Ort, eine Volkskrankheit geworden.

Aus diesem Grund wird die Ausbreitung des Virus auf ein Niveau gebracht, das seine Beständigkeit innerhalb derselben menschlichen Gruppe bricht.

71. Lokale, nationale und internationale Maßnahmen

Im Rahmen der COVID-19- Pandemie können verschiedene lokale, nationale und internationale Maßnahmen zur Eindämmung der Ansteckung angewendet werden.

Auf lokaler Ebene werden Quarantänen, soziale Distanzierung und soziale Isolation am häufigsten verwendet. Die Quarantäne besteht aus der mehrstündigen oder dauerhaften Schließung von Familien in ihren Häusern.

Soziale Distanzierung besteht ihrerseits aus einem Maß von mindestens 1 Meter Abstand zwischen Menschen, die auf die Straße gehen müssen, um Lebensmittel oder Medikamente zu kaufen, zu arbeiten oder öffentliche Verkehrsmittel zu nutzen.

Soziale Isolation gilt im Allgemeinen für diejenigen, die infiziert werden und für die Dauer der Infektion keinen Kontakt zu Hause oder an einem bestimmten Ort haben müssen.

Auf nationaler Ebene ist die Schließung des Verkehrs zwischen Städten sowie von Zügen und Flügen, die Inlandsstrecken abdecken, eine weit verbreitete Maßnahme.

Ziel ist es, eine mögliche Ausbreitung der Ansteckung von einem Gebiet des Landes in ein anderes zu vermeiden. Während der Pandemie in China wurde diese Maßnahme in der Provinz Hubei mit sehr guten Ergebnissen angewendet.

Auf internationaler Ebene Maßnahmen gegen 1 zu COVID - 19 wurden von Meer und Land gemeinsam Grenzschließungen und Aussetzung der Touristenflüge oder den Transport von Passagieren gewesen. Die einzigen Ausnahmen betrafen Flüge zur Rückführung ausländischer Staatsbürger und zum Transport von Fracht mit Medikamenten, Lebensmitteln und Grundversorgung.

Eine weitere Maßnahme war die Installation von Sanitärzäunen an Grenzübergängen, um Menschen, die in jedes Land einreisen, zu helfen und zu überprüfen, ob sie Symptome von COVID-19 haben.

72. Quarantäne und soziale Isolation

Zu den nichtmedizinischen Maßnahmen, die Regierungen am häufigsten anwenden, um die Ausbreitung einer Pandemie einzudämmen, gehören Quarantäne und soziale Isolation. Bei Viren und Coronaviren besteht das Hauptziel beider Maßnahmen darin, den Übertragungszyklus von Mensch zu Mensch zu verkürzen, indem kranke und gesunde Personen getrennt und isoliert werden.

Diese Trennung dauert etwas länger als die Zeit, die die Krankheit benötigt, um sich ab dem Zeitpunkt der Infektion zu manifestieren. Beide Konzepte mögen ähnlich erscheinen, aber in Wirklichkeit sind sie zwei verschiedene Dinge.

Soziale Isolation besteht darin, Menschen mit ansteckenden Krankheiten von gesunden Menschen zu trennen. Die meisten staatlichen Gesundheitsbehörden weisen darauf hin, dass ein sozial isolierter Patient sein Zuhause nicht für die angegebene Zeit verlassen oder Besuche erhalten sollte. Außerdem sollte er auf einen Bereich des Hauses beschränkt sein, der vom Rest der Familiengruppe getrennt ist.

Die Quarantäne ist ihrerseits ein Maß für die Bewegungseinschränkung aller Personen, die möglicherweise einer Ansteckung ausgesetzt waren und für die Mindestzeit, die erforderlich ist, damit die Krankheit Symptome manifestiert, immer noch asymptomatisch sind.

Eine Quarantäne wird in der Regel nur von nationalen, staatlichen oder lokalen Gesundheitsbehörden angeordnet, wenn sie die Ausbreitungsgeschwindigkeit einer Infektionskrankheit verlangsamen möchten, unabhängig davon, ob es sich um einen Ausbruch, eine Epidemie oder eine Pandemie handelt.

Darüber hinaus ist es auch ein nützliches Instrument, um groß angelegte Infektionen zu vermeiden, die die Kapazität der Krankenhausversorgung in einem Land, einer Region oder einer Stadt überschreiten können, insbesondere wenn die Versorgung mit Medikamenten und Geräten begrenzt ist.

Im Rahmen der COVID -19 Pandemie ordneten viele Regierungen die Aussetzung von Bildungsaktivitäten, kollektiven Treffen, kulturellen und sportlichen Veranstaltungen sowie sogar kommerziellen und geschäftlichen Aktivitäten an.

WHO der Auffassung, dass Maßnahmen des soziale Distanzierung und Quarantäne Hilfe Übertragungskette reduzieren l bis COVID -19, sondern nur durch massive Tests begleitet, wenn entscheiden aus Verdachtsfällen in der Bevölkerung zu isolieren und bestätigte Fälle zu verfolgen und zu prüfen, die Kontakt mit ihnen hatten.

73. Individueller Schutz für die Kranken

Die Schutzmaßnahmen für Patienten mit COVID -19 zielen sowohl darauf ab, zu verhindern, dass sie sich mit anderen Infektionen infizieren, die ihren Zustand verschlechtern, als auch andere in ihrer Umgebung zu infizieren.

Der asymptomatische oder leicht symptomatische COVID-19 Patient sollte zu Hause oder in einem speziell konditionierten und gut belüfteten Bereich unter Quarantäne gestellt werden. Wenn möglich, sollten Sie ein Badezimmer verwenden, das sich vom Rest der Familie unterscheidet, sowie Bettwäsche, Handtücher, Teller und Besteck.

Diese Gegenstände sollten mit sehr heißem Wasser gewaschen werden, und wer für diese Aufgabe verantwortlich ist, sollte Handschuhe tragen und ihre Hände waschen, sobald sie fertig sind, auch wenn sie getragen wurden.

Es ist auch wichtig, täglich häufig berührte Gegenstände und Oberflächen wie Fernbedienungen, Türgriffe, Handys, Lichtschalter, Küchentische und Arbeitsplatten zu reinigen.

Wenn der Patient von einer Pflegekraft betreut wird, sollten beide eine Maske oder einen Stoffschutz in Mund und Nase verwenden, um die Emission infizierter Tröpfchen in die Luft beim Sprechen, Atmen oder Husten zu verringern.

Beim Husten oder Niesen sollte der COVID -19 Patient ein Einweg-Taschentuch verwenden, das sofort weggeworfen werden sollte, und seine Hände mindestens 20 Sekunden lang mit Seife oder antiseptischer Lösung waschen.

COVID -19 Patienten mit früheren Erkrankungen wie Diabetes, Herzinsuffizienz, Nieren- oder Leberversagen müssen die entsprechenden Behandlungen strikt einhalten.

Sie sollten die Dosierung von Arzneimitteln nicht ohne ärztliche Genehmigung ändern. Wenn sich ihre Symptome verschlechtern, sollten sie unverzüglich die Rettungsdienste informieren, um die erforderliche Hilfe zu erhalten. Dies schließt Situationen wie das Einsetzen von Brustschmerzen, Atemversagen und einen sehr hohen und anhaltenden Husten ein.

74. Individueller Schutz Ihrer Kontakte

Der erste Schritt, den jeder, der mit COVID -19 infiziert ist, tun muss, ist, seine Situation den Personen zu melden, mit denen er in den letzten 14 Tagen zu Hause, bei der Arbeit und an anderen Orten, die er besucht hat, Kontakt hatte.

Menschen in der Nähe der mit COVID -19 infizierten Personen müssen extreme Hygiene- und Präventionsmaßnahmen ergreifen. Dazu gehört, dass Sie jeglichen physischen Kontakt mit dem Patienten vermeiden und Ihre Hände mehrmals täglich mit Seifenlösung oder einem antiseptischen Gel auf Alkoholbasis waschen.

Wenn Sie sich dasselbe Haus teilen, müssen Sie den vom Patienten eingenommenen Raum und den vom Rest der Familiengruppe genutzten Raum klar voneinander trennen. Dies hilft, eine Ansteckung zu vermeiden, indem kontaminierte Oberflächen berührt oder Tröpfchen abgesaugt werden, die aus dem Atem des Patienten austreten.

Wenn der Patient die Verwendung von Artikeln wie Computern oder Telefonen mit der Familie teilt, sollten diese mit einem Tuch und einer Lösung auf Alkoholbasis gereinigt werden, bevor andere sie verwenden.

Für Personen in der Nähe eines COVID -19 Patienten ist es zweckmäßig, ein gewisses Maß an Selbstisolation anzuwenden, insbesondere in den ersten 14 Tagen nach Auftreten der Symptome.

Wenn sie nach draußen gehen müssen, sollten sie eine Maske und Handschuhe tragen und einen Abstand von mindestens 1 Meter zu anderen Personen einhalten.

75. Schutz des Gesundheitspersonals

Das medizinische und Gesundheitspersonal bildet die erste Linie des Kampfes gegen die COVID-19 und an die Ansteckung Arbeitsgruppe am meisten ausgesetzt.

In den ersten zwei Monaten der Pandemie in China, Spanien und Italien waren bis zu 30% des medizinischen Personals in Krankenhäusern mit COVID-19 infiziert und viele kamen ums Leben.

Die WHO hat darauf hingewiesen, wie wichtig es ist, dem Gesundheitspersonal den persönlichen Schutz in der Menge und Qualität zu gewährleisten, die erforderlich sind, um eine Ansteckung mit SARS-CoV-2 zu vermeiden.

Studien, die in Spanien vor dem enormen Prozentsatz der mit COVID-19 infizierten Ärzte und Krankenschwestern durchgeführt wurden, zeigten, dass die in Krankenhäusern regelmäßig verwendete persönliche Schutzausrüstung SARS-CoV-2 nicht daran hindert, in die Atemwege und Augen des Gesundheitspersonals zu gelangen.

Nach mehreren Änderungen der Gesundheitsprotokolle wurde dem medizinischen Personal empfohlen, eine integrierte Schutzausrüstung zu verwenden, die medizinische Masken, Atemschutzgeräte der Kategorie N95 oder höher, Gesichtsschutz, Handschuhe, Roben und geschlossene Anzüge umfasst.

Es ist jedoch zu beachten, dass SARS-CoV-2 eine durchschnittliche Größe von 120 Nanometern oder 0,12 Mikrometern hat, sodass N95-Masken den Eintritt in die Atemwege des Benutzers nicht verhindern können.

Aus diesem Grund wurde die Verwendung von P100- oder R100-Masken vorgeschlagen, die von einer chirurgischen Maske innen und einem Gesichtsschutz außen begleitet werden.

In den allermeisten Ländern ist es jedoch unmöglich, diese Lieferungen in der erforderlichen Menge an Krankenhäuser zu liefern, was die Exposition des Gesundheitspersonals gegenüber der Infektion erhöht.

Der Generaldirektor der WHO, Tedros Adhanom Ghebreyesus, berichtete Anfang April, dass jeden Monat 89 Millionen Masken, 76 Millionen Handschuhe und 1,6 Millionen Schutzbrillen benötigt würden, um das Gesundheitspersonal weltweit zu schützen

Die psychische und psychische Gesundheit des Gesundheitspersonals während der COVID -19 Pandemie ist ebenfalls ein Thema, das angegangen werden muss. Diese Mitarbeiter sind ständigem Stress und einer enormen Arbeitsbelastung ausgesetzt und setzen sich beim Tod einer großen Anzahl von Patienten ständig traumatischen Situationen aus.

Darüber hinaus können Ärzte, Krankenschwestern, Krankenträger und sogar Reinigungspersonal in Gesundheitszentren zu Infektionsquellen für ihre Familie und Freunde werden, wenn sie infiziert werden.

Die WHO hat auch betont, wie wichtig es ist, dass Regierungen das Gesundheitspersonal vor sozialer Stigmatisierung durch eine Öffentlichkeit schützen, die befürchtet, eine Ansteckungsquelle zu sein.

Im Jahr 2014 gab es eine Geschichte von Übergriffen auf Ärzte, die den Éball- Ausbruch in Westafrika bekämpften.

Anfang April 2020 wurden auch verbale und körperliche Angriffe gegen Ärzte und Krankenschwestern in Kolumbien und Mexiko gemeldet, die nach einem langen Arbeitstag in der Betreuung von COVID -19 Patienten zu Hause ankamen.

76. Schutz des Versicherungspersonals

Im Rahmen der COVID -19 Pandemie muss das für die Gewährleistung der Lieferung von Schutzausrüstung und

Versorgung von Gesundheitsnetzwerken zuständige Versicherungspersonal auch die Vorschriften zur Verhinderung von Ansteckung einhalten.

Die Verwendung einzelner Schutzelemente wie Masken, Handschuhe, Ganzanzüge und anderer, die das Eindringen des Coronavirus in Ihre Organismen verhindern, ist obligatorisch.

Dies ist besonders wichtig für diejenigen, die in COVID -19 Krankenhäusern für die Patientenversorgung sowie auf Intensivstationen arbeiten.

Die für die Sicherheit Verantwortlichen, die außerhalb von Krankenhäusern arbeiten, müssen auch Schutzteams haben, dh diejenigen unterstützen, die Aufgaben zur Kontrolle von Fahrzeugen und Personen ausführen oder während der Quarantäne Hygienemaßnahmen auf Märkten und in Lebensmittelverteilungszentren einhalten.

77. Erklärung zur Einstellung der Quarantäne

Am 8. April erklärte die chinesische Regierung die Einstellung der 76 Tage zuvor angeordneten kollektiven Quarantäne in Wuhan als erstes Land, das im Rahmen der COVID -19 Pandemie eine Quarantänemaßnahme aufhob.

Diese Entscheidung wurde nach mehreren Tagen getroffen, ohne dass auf dem chinesischen Festland neue Todesfälle durch COVID -19 registriert wurden.

Darüber hinaus wurden nur 271 Infektionsfälle registriert, hauptsächlich bei chinesischen Staatsbürgern, die aus dem Ausland zurückgekehrt waren.

Die Quarantäne in Wuhan war der Schlüssel zur Verhinderung der Ausbreitung des Virus auf den Rest des chinesischen Festlandes. Bis heute sind im Land 3.331 Menschen gestorben, von denen 2.571 in Wuhan lebten. Es gab auch 81.700 Infizierte, von denen 50.008 Einwohnern dieser Stadt entsprachen.

Nach der Erklärung der Einstellung der Quarantäne, berichtete die Regierung der Provinz Hubei, dass nur erlaubt, um auf andere Regionen Bürger Reise, die ein besonderes Zertifikat verfügen, die gute Gesundheit garantiert und hat keinen Kontakt mit Menschen, die im Verdacht hatte COVID -19.

Die WHO hat darauf hingewiesen, dass Quarantänemaßnahmen darauf abzielen sollte, den Zyklus der Übertragung Mensch zu Mensch zu brechen l bis COVID -19, so dass die Suspension davon in jeder Stadt und Land wird davon abhängen, wie viel die Zahlen senken neuer Infektionen und Todesfälle.

78. Erklärung zur Einstellung der Übertragung

Die WHO hat geflickt, dass die Erklärung der Beendigung der Übertragung l bis COVID -19 nur gemacht werden, wenn 14 Tage ohne neue Fälle bestanden haben. Dies ist die durchschnittliche Zeit, die zum Auftreten von Symptomen benötigt wird, und dient als Referenz für die Isolierung verdächtiger Fälle.

79. Meldepflichtige Krankheit

Aufgrund der hohen Infektionsrate und Todesrisiko darstellt, die COVID -19, erklärte die überwiegende Mehrheit der Regierungen, die Verpflichtung Verdachtsfall und die anschließende Bestätigung und Entwicklungsfolge zu benachrichtigen - up der Patienten.

Darüber hinaus müssen Bürger, die in Ländern reisen oder leben, in denen Fälle gemeldet wurden, den Behörden Bericht erstatten, wenn sie Symptome haben.

Privatkliniken, Krankenhäuser und Privatärzte sind verpflichtet, die Gesundheitsbehörden über jeden Patienten mit Symptomen von trockenem Husten, Atemnot zu informieren und die Behörden zu informieren, die die jeweilige epidemiologische Überwachungsstrategie anwenden werden.

Teil VIII. Prävention von Krankheiten

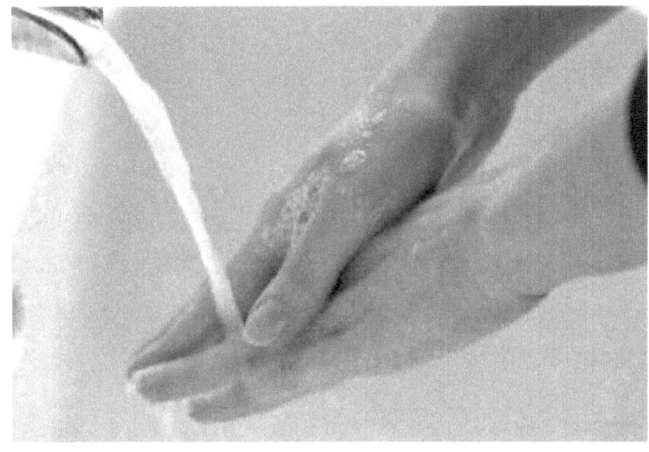

80. Überwachung auf beschwerdefreie Kontakte

Eine der wichtigsten Maßnahmen zur Beendigung der COVID -19 Pandemie besteht darin, den SARS-CoV-2-Übertragungszyklus von Person zu Person zu verkürzen. Dazu müssen diejenigen identifiziert und überwacht werden, die Kontakt zu den bestätigten Patienten von COVID -19 hatten.

Nach den von der WHO festgelegten Protokollen sollten bestätigte Fälle mit leichten oder asymptomatischen Symptomen zu Hause unter Quarantäne- und sozialen Isolationsbedingungen behandelt werden.

In Gesundheitszentren sollten mittelschwere bis schwere Fälle behandelt werden. Die Kontakte bestätigter COVID -19 Patienten sollten aber auch so schnell wie möglich lokalisiert und betreut werden.

Kontakte sind Personen, die mit dem COVID -19 Patienten einen gemeinsamen Arbeitsbereich, ein gemeinsames Zuhause, ein gemeinsames soziales Treffen geteilt oder dieselben Geräte oder Materialien verwendet haben. Man unterscheidet zwischen engem Kontakt und gelegentlichem Kontakt. Der erste bezieht sich auf Familienmitglieder und Mitarbeiter oder Freunde, die lange Zeit weniger als 2 Meter von einer Person mit Symptomen entfernt waren.

Der Begriff gelegentlicher Kontakt bezieht sich seinerseits auf Personen, die denselben physischen Raum wie die mit COVID -19 infizierten Personen teilen, jedoch keinen physischen Kontakt oder keine Nähe zu COVID -19 pflegen, z. B. Mitarbeiter, die sich in anderen Bereichen des Unternehmens befinden, oder Nachbarn von ein Gebäude.

Die Klassifizierung dieser Art von Kontakt liegt im Ermessen der epidemiologischen Überwachungsdienste, die klinische Nachverfolgung wird jedoch nur für enge Kontakte durchgeführt. Enge Kontakte, die keine Symptome zeigen, sollten 14 Tage lang an einem festen Ort unter Quarantäne gestellt werden.

Schnelle diagnostische Tests wurden in einigen Ländern und nicht in anderen Ländern auf diese Kontakte angewendet. Sie sollten Ihre Temperatur zweimal täglich messen und die Gesundheitsbehörden benachrichtigen, wenn ein Symptom wie Fieber über 38 °C, Husten und Atembeschwerden auftritt.

Nach Ablauf der 14 Tage Quarantäne ohne Anzeichen von Symptomen wird die epidemiologische Überwachung des Kontakts beendet.

81. Betreuung des Patienten mit COVID -19 zu Hause

In den meisten Fällen zeigen Patienten mit COVID-19 nur leichte Symptome und es wird empfohlen, sich zu Hause auszuruhen. Die Pflege, die Sie zu Hause erhalten, soll verhindern, dass sich die Symptome komplizieren, und andere Familienmitglieder vor Infektionen schützen.

Dies ist besonders wichtig, wenn der Patient mit Erwachsenen über 60 Jahren oder anderen Familienmitgliedern zusammenlebt, die an Grunderkrankungen wie Diabetes, Herzerkrankungen oder einer Lungenerkrankung leiden. Es ist auch wahr, wenn die Person, die diese Bedingungen erfüllt, die Pflegekraft eines Patienten mit COVID -19 ist.

Der Patient mit COVID-19 muss zu Hause bleiben und eine strenge Quarantäne von mindestens 14 Tagen einhalten. Danach muss er von Ärzten untersucht werden, um zu bestätigen, ob die Infektion aufgehört hat.

Der Patient sollte in einem vom Rest der Familie getrennten Raum isoliert, ausreichend belüftet sein und, wenn möglich, nur für ihn ein Badezimmer benutzen. Patienten mit COVID -19 können keine persönlichen oder Küchenutensilien, Bettzeug oder persönliche Kleidung mit anderen Familienmitgliedern teilen.

Mit den übrigen Bewohnern des Hauses muss ein Mindestabstand von 2 Metern eingehalten werden.

Es ist wichtig, die Oberflächen des Badezimmers und der vom Patienten verwendeten Badmöbel mit einer Desinfektionslösung auf Basis von Natriumhypochlorit oder Alkohol zu reinigen. Lichtschalter, Küchentheken und Türgriffe sollten ebenfalls desinfiziert werden.

Die Verwendung der Maske durch den Infizierten ist unerlässlich. Diese Maske muss täglich gewechselt werden. Sie müssen auch von Personen verwendet werden, die das Zimmer des Patienten betreten, um sich um ihn zu kümmern.

Wenn der Patient keine Maske tragen kann, sollten Mund und Nase beim Niesen oder Husten mit Einweg-Tüchern bedeckt und sofort weggeworfen werden.

Die Pflegekraft des Patienten mit COVID -19 sollte beim Umgang mit seiner Kleidung Handschuhe tragen und unter allen Umständen den direkten Kontakt mit Körperflüssigkeiten wie Kot, Urin oder Schleim vermeiden. Sowohl Handschuhe als auch Masken, die in der Patientenversorgung verwendet werden, sollten weggeworfen werden, sobald sie nicht mehr verwendet werden.

Die gesamte Familiengruppe sollte ihre Hände mehrmals täglich mit Desinfektionsgel oder einer Lösung auf

Alkoholbasis in einer Konzentration von 60% oder mehr waschen.

82. Überstellung von Verdächtigen oder Patienten

Die Übergabe eines verdächtigen oder bestätigten Patienten mit COVID-19 erfordert bestimmte Überlegungen, die von den medizinischen Transport- und vorklinischen Pflegediensten erfüllt werden müssen.

Diese Überlegungen zielen darauf ab, das Ansteckungsrisiko für das für die Krankenwagen zuständige Personal sowie für andere Patienten, die sie später verwenden, zu verringern.

Vor Beginn des Pflegetransfers eines verdächtigen oder bestätigten Patienten mit COVID-19 müssen die Stabilisierungsbedürfnisse dieser Patienten berücksichtigt werden, z. B. Atemunterstützungsgeräte, Seren und Medikamente.

Patienten, die eine assistierte Atmung erhalten, sollten in ihr eigenes Bett gebracht werden, um Kontaminationsrisiken beim Trennen von Schläuchen und Zubehör in Krankenwagen zu vermeiden.

Einwegkostüme, Masken, Gesichtsschutz, Handschuhe und alle verfügbaren Schutzausrüstungen müssen vom

Transferpersonal verwendet und bei der Übergabe an den Patienten entsorgt werden.

Dann müssen Sie neue persönliche Schutzausrüstung anlegen und den Krankenwagen und alle gebrauchten Geräte desinfizieren.

83. Komplizierter Krankenhausaufenthalt

Im Allgemeinen zeigen Patienten mit COVID-19 leichte oder mittelschwere Symptome wie Fieber von 38 °C und Husten, sodass die angewandte medizinische Maßnahme mindestens 2 Wochen zu Hause ruht, während die Infektion abklingt.

Wenn sich jedoch die Symptome verschlechtern und Atemnot, Brustschmerzen, Herzrhythmusstörungen, Bluthochdruck und andere Probleme auftreten, ist eine sofortige Krankenhauseinweisung des Patienten dringend erforderlich.

In diesem Fall sollte der mit COVID-19 komplizierte Patient in einem isolierten Einzelraum oder einem Raum untergebracht werden, der nur Patienten mit dieser Krankheit gewidmet ist.

Besuche sollten gegebenenfalls eingeschränkt oder verboten werden, und alle, die diese Räume betreten, müssen einen angemessenen Schutz verwenden.

Wann immer möglich, sollte die Übertragung eines mit COVID-19 komplizierten Patienten zwischen verschiedenen Bereichen des Gesundheitszentrums vermieden werden. Sollten zusätzliche Studien wie Ultraschall und Röntgen erforderlich sein, sollten Anstrengungen unternommen werden, um dies mit tragbaren Geräten im Zimmer des Patienten zu tun.

Wenn die Krankenhausausrüstung nicht mobil ist, muss sie nach Verwendung durch den Patienten mit COVID-19 vollständig desinfiziert werden.

Bei der Krankenhauseinweisung komplizierter Fälle mit COVID-19 besteht die Priorität des Behandlungsteams darin, die Atemfunktion zu erhalten und Komplikationen zu behandeln, die auf Leber-, Koronar- oder Nierenebene auftreten können.

Die Verfügbarkeit von Beatmungsgeräten ist entscheidend für die Entscheidung über den Krankenhausaufenthalt eines Patienten mit COVID-19, der schwere oder komplizierte Symptome aufweist.

84. Konjunktivale Krankenhausaufenthalte

Kurzzeit-Krankenhausaufenthalte bieten aufgrund des hohen Volumens an Patienten, bei denen der Verdacht auf COVID -19 besteht, eine zeitnahe Lösung für den Überfluss an Gesundheitsdiensten. In Gebieten, in denen die Pandemie eine große Anzahl von Infizierten und Opfern hinterlassen hat, wurden provisorische Krankenhauszentren genutzt, die ausschließlich auf die Versorgung von Patienten mit COVID -19 abzielen.

Darüber hinaus haben viele Krankenhäuser in Ländern wie China, Spanien, Italien, den USA und Deutschland ihre verschiedenen Dienste geschlossen, um Patienten mit COVID -19 ihren gesamten physischen Raum zu widmen.

Die Schaffung von Feldkrankenhäusern, manchmal an seltenen Orten wie dem New Yorker Central Park, ist Teil der Reaktion auf den Zusammenbruch formeller Gesundheitszentren.

Diese konjunkturellen Krankenhausaufenthalte haben den Vorteil, über die notwendige Ausrüstung zur Versorgung von Patienten mit COVID -19 und seinen möglichen Komplikationen zu verfügen.

Dazu gehören Röntgen- und digitale Bildgebungsgeräte, Intensivstationen, mechanische Beatmungsgeräte und alles, was zur Behandlung eines hoch ansteckenden Patienten mit hohem Risiko erforderlich ist.

85. Intensivpflege und assistierte Beatmung

Wenn ein Patient mit COVID-19 schwere Symptome entwickelt, ist das akute Atemnotsyndrom (ARDS) das offensichtlichste und lebensbedrohlichste.

Dieses Syndrom tritt aufgrund einer Obstruktion mit sehr dickem Schleim der Alveolen und Bronchien auf. Bei einem schweren Patienten mit COVID-19 wird angenommen, dass er aufgrund von Schleim und Verletzungen seiner Lungenlappen bis zu 70 Prozent seiner Lungenkapazität verliert.

Sowohl bei Patienten, die vor einer Infektion mit COVID-19 gesund waren, als auch bei Patienten mit früheren Erkrankungen wie Herzerkrankungen, Bluthochdruck, Diabetes und anderen ist der Verlust der Atmungskapazität immer die größte Gefahr, der sie ausgesetzt sind.

Aus diesem Grund sollten schwere Fälle während der Phase, in der Symptome von Lungenentzündung und ARDS auftreten, 24 Stunden am Tag mit assistierter Atmung behandelt werden.

Intensivpflege ist auch erforderlich, um Komplikationen im Herz-Kreislauf-System zu behandeln, die durch niedrigen Blutsauerstoffgehalt und Entzündungen der Gefäße um Lunge und Herz verursacht werden.

Nieren- und Leberversagen sind weitere häufige Probleme in schweren Fällen mit COVID-19, die auch viele Patienten auf Intensivstationen führen.

86. Allgemeine und immunologische Unterstützungsmaßnahmen

Patienten mit COVID -19 leiden normalerweise in der Anfangsphase der Krankheit an Fieber und Husten. Aus diesem Grund sollte Ihre anfängliche Pflege eine fortgesetzte Flüssigkeitszufuhr umfassen, um den Elektrolytspiegel im Blut wieder aufzufüllen und den Schleim, der sich in der Lunge bildet, leichter auszutreiben.

Bei Patienten mit Krankheiten, die ihre Abwehrkräfte beeinträchtigen, können Ärzte Therapien zur Steigerung ihrer Immunantwort evaluieren, z. B. die Verwendung von Interferon oder Behandlungen, die bei SARS und MERS erfolgreich eingesetzt werden.

Bisher fand es nicht besonders zuverlässig Medikament zur Immunantwort bei nicht infizierten Patienten zu verbessern und schützen sie von l zu COVID -19.

Es werden jedoch Studien durchgeführt, um die Wirksamkeit von Vitamin-basierten Therapien und bestimmten Medikamenten zu bestimmen, die das körpereigene Immunsystem stimulieren.

87. Virostatika, Antibiotika und Steroide

Obwohl eine wirksame Behandlung von SARS-CoV-2 noch nicht entdeckt wurde, arbeiten verschiedene Universitäten und Forschungsgruppen daran, die Nützlichkeit von Virostatika und Medikamenten zu bestimmen, die bei anderen Coronavirus-Erkrankungen relativ erfolgreich eingesetzt werden.

Die Verwendung von Virostatika basiert auf der Tatsache, dass SARS-CoV-2 zur Betacoronavirus-Gruppe gehört, zu der auch SARS-CoV und MERS-CoV gehören, die das Middle East Respiratory Syndrome (MERS) verursachen.

Einige Medikamente gegen Éball werden ebenfalls getestet, um ihre Wirkung gegen SARS-CoV-2 zu überprüfen.

Interferon wird derzeit von China, Kuba und anderen Ländern im Rahmen der Behandlung von Patienten im Anfangsstadium mit guten Ergebnissen eingesetzt.

Die Wirksamkeit von Medikamenten wie Ribavirin, Lopinavir-Ritonavir und Penciclovir, Remdesivir und Favipiravir wird ebenfalls getestet, was einen signifikanten Effekt der Verringerung der Viruslast im Blut der Infizierten zeigt.

Kortikosteroide werden unter bestimmten Bedingungen angewendet, bei denen eine Entzündung des

Lungengewebes bleibende Schäden oder einen Zusammenbruch der Atemfunktion verursachen kann.

Bisher fördern mehrere Regierungen die Verwendung von Chloroquin und seinen Varianten zur Behandlung von Malaria, um die Viruslast von SARS-CoV-2 zu verringern.

Obwohl die Verwendung von Chloroquin nicht durch klinische Studien im Zusammenhang unterstützt die COVID-19, gibt es viele Fälle von Verbesserung in mittelschweren bis schweren Patienten, die dieses Medikament erhalten.

Ein möglicher Grund ist, dass Chloroquin den endosomalen pH-Wert erhöht, was den Prozess der Fusion des Virus mit menschlichen Zellen beeinflusst. Es hat auch eine immunmodulatorische Wirkung und seine Wirksamkeit scheint sowohl im Anfangsstadium als auch im fortgeschrittenen Stadium der Infektion gleich zu sein.

Die Anwendung von Antibiotika bei Patienten mit COVID-19 Punkten sekundäre Pneumokokkeninfektionen und andere Bakterien in denen angreifen, die Sepsis oder septischen Schock entwickelt.

88. Aktuelle und zukünftige Impfstoffe

Mehrere Länder sind an einem Impfstoff gegen Arbeits der COVID-19, die Informationen über das Genom der SARS-CoV-2 unter Verwendung von chinesischen

Wissenschaftlern veröffentlicht die Pandemie in Wuhan, Provinz Hubei zu untersuchen.

Zum größten Teil verwenden diese synthetischen Impfstoffe einen genetischen Code, der menschliche Zellen anweist, ein in SARS-CoV-2 vorhandenes Protein zu produzieren, das zum Eintritt in Zellen verwendet wird.

Somit erzeugt die Immunantwort Organismus, dass Protein und damit die Kapazität des verursachenden Mittels reduziert wird l auf COVID -19 menschlichen Zellen einzudringen.

Im besten Fall wird der erste jedoch erst die Experimentier- und Zertifizierungsschritte gegen Ende des letzten Quartals 2020 abschließen.

Forscher an den mindestens fünf Ländern sind Arbeiten an Verifizieren bestehende Theorien, dass Impfstoffe wie Bacillus Calmette-Guerin (BCG) Tuberkulose - Impfstoff oder die Fähigkeit des Körpers erhöhen abwehren l bis COVID -19.

Dies basiert auf Erkenntnissen aus früheren Erfahrungen und Studien, die darauf hindeuten, dass BCG das Immunsystem "trainiert", um nicht nur den Koch-Bazillus, sondern auch eine Vielzahl von Bakterien, Parasiten und Viren zu erkennen und darauf zu reagieren.

Laut einer der laufenden Studien, die auf dem Fall von 150.000 mit BCG geimpften Kindern in 33 Ländern beruhten, hatten diese 40% der akuten akuten Atemwegsinfektionen als die nicht geimpften.

Eine ähnliche Beziehung wurde auch für ältere Erwachsene gefunden, die weniger Infektionen der Atemwege erlitten als nicht geimpfte Kinder.

89. Kontrolle chronischer Patienten

Chronische Patienten sollten im Falle von COVID-19 äußerst vorsichtig sein, insbesondere wenn sie an Krankheiten leiden oder Behandlungen erhalten, die das Immunsystem beeinträchtigen.

Der erste Schritt besteht darin, zu Hause in Quarantäne oder Isolation zu bleiben und sich beim Einkaufen keiner Ansteckung auszusetzen. Diese Aufgaben müssen an jemanden delegiert werden, dem Sie vertrauen.

Von COVID-19 betroffene chronische Patienten, bei denen keine Symptome aufgetreten sind, die einen Krankenhausaufenthalt rechtfertigen, sollten ihre regelmäßigen Behandlungen fortsetzen und diese nicht ohne ärztliche Genehmigung ändern.

Bei Diabetikern wird empfohlen, den Glukosespiegel sowie die Körpertemperatur mindestens dreimal täglich zu überwachen.

Hypertensive und kardiovaskuläre Patienten sollten sich zweimal täglich ausruhen und ihren Blutdruck überprüfen, insbesondere wenn Anzeichen von Atemnot oder Lungenentzündung vorliegen, eine Erkrankung, die die Sauerstoffversorgung des Herzens beeinträchtigen kann.

Bei Patienten mit Atemwegserkrankungen wie Emphysem, Tuberkulose und Asthma wird empfohlen, sie sofort in ein Krankenhaus zu bringen, da es sich um eine Gruppe mit einem hohen Risiko für Komplikationen und Mortalität aufgrund von COVID -19 handelt.

90. Vitamine und Ernährung

Derzeit laufen mehrere Studien und Studien, um die Auswirkungen der Vitamininsuffizienz auf die Anfälligkeit des Körpers für COVID -19 Infektionen zu bewerten.

Diese Studien waren jedoch bisher nicht kategorisch und bauen größtenteils auf früheren Erfahrungen mit anderen Krankheiten auf, die durch Viren wie Dengue-Fieber und Influenza verursacht wurden.

Mehrere Studien scheinen darauf hinzuweisen, dass eine Erhöhung des oralen Vitamin-D-Verbrauchs dazu beiträgt, die Schwere der Atemwegsbeschwerden bei Patienten mit COVID -19 zu verringern.

Dies scheint mit der Fähigkeit von Vitamin D als entzündungshemmendes Mittel in Lungengeweben sowie mit der Tatsache in Zusammenhang zu stehen, dass das Coronavirus und die Influenza oder das Influenzavirus gemeinsame Merkmale aufweisen.

Unter diesen heben sie hervor, dass beide Viren die Fähigkeit haben, außerhalb eines Wirts zu überleben, und dass ihre Mortalität hauptsächlich mit einer schweren Lungenentzündung zusammenhängt.

Der mögliche Zusammenhang zwischen einer schlechten Sonneneinstrahlung, die für die Synthese von Vitamin D im Körper von entscheidender Bedeutung ist, wird auch mit der großen Anzahl von COVID -19 Fällen untersucht, die in der Bevölkerung Chinas, Südkoreas und Europas registriert wurden.

Diese Studie stellt auch fest, dass Afrika und Südamerika, wo die Sonneneinstrahlung am höchsten ist, eine viel langsamere Infektionsrate aufweisen.

Die Studien schlagen eine erhebliche Erhöhung der Vitamin D-Aufnahme von mehr als 5.000 IE täglich bei Personen unter 50 Jahren vor.

Bei Erwachsenen über 50 Jahren in schwerem Zustand wird vorgeschlagen, 10.000 IE pro Tag oder bis zu 100.000 wöchentlich einzunehmen, solange die Symptome der Krankheit bestehen bleiben.

Wie bei Vitamin C, die traditionell für das reibungslose Funktionieren des Immunsystems, haben sie Beweise gefunden, dass ein Anstieg des Verbrauchs um den Körper gegen schützt die COVID -19.

Dies wurde bei kritisch kranken Patienten nachgewiesen, die intravenös hohe Dosen Vitamin C erhielten, ohne dass sich ihr klinischer Zustand wesentlich veränderte.

Der theoretische Wert von Vitamin C als Therapie für Patienten mit COVID-19 basiert auf einer Studie aus dem Jahr 2017, in der eine erhebliche Verringerung der Todesfälle bei Patienten mit Sepsis festgestellt wurde, denen eine hohe Menge an Vitamin C in Kombination mit Kortikosteroiden und Thiamin verabreicht wurde.

Im Jahr 2019 wurde festgestellt, dass Patienten mit akutem Atemnotsyndrom (ARDS) bei einer Behandlung mit einer hohen Konzentration an Vitamin C eine Besserung fanden.

China rechnet mit einer Studie über dieses Vitamin und die COVID -19, könnten die Ergebnisse bereit sein, von September 2020.

91. Umgang mit sozialem und individuellem Stress

Die COVID -19 Pandemie hat in praktisch allen Ländern der Welt in den Gesellschaften weit verbreitete Angst ausgelöst, insbesondere in den Ländern mit der höchsten Anzahl an Infizierten und Todesfällen wie China, Italien, Spanien, Frankreich und den Vereinigten Staaten.

Soziale Isolation und Einschränkungen der individuellen Mobilität während der Pandemie haben auch dazu beigetragen, den Stress in Bevölkerungsgruppen und Einzelpersonen zu erhöhen.

Die Hauptanliegen der Bevölkerung sind die wirtschaftlichen Probleme aufgrund der Schließung von Tausenden von Unternehmen und Aktivitäten, von denen viele Familien abhängen.

Auch die Veränderung der täglichen Abläufe und die Angst, sich mit der Krankheit zu infizieren, verursachen bei Menschen eine große emotionale Belastung.

Hinzu kommt die Unsicherheit über die Dauer der Pandemie und welche dauerhaften oder dauerhaften Veränderungen sie in der Gesellschaft hinterlassen wird, wenn sie ihr Ende erreicht. Zu kollektivem Stress trägt auch der oft verwirrende oder widersprüchliche Informationsüberschuss über diese Pandemie in sozialen Netzwerken und in den Medien bei.

In diesem Zusammenhang hat die WHO Regierungen und Medien empfohlen, an Kampagnen teilzunehmen, um die Bevölkerung beim emotionalen Umgang mit Quarantäne zu unterstützen.

Dies beinhaltet die Förderung von Selbstpflegemaßnahmen wie ausreichend Schlaf, Bewegung zu Hause oder körperliche Aktivität, die dazu beiträgt, Verspannungen abzubauen und die Stimmung zu verbessern. Es wird auch empfohlen, sich gesund zu ernähren und überschüssigen Zucker, Kaffee und Salz zu vermeiden.

Kampagnen Anruf auch Drogen, Alkohol und Tabak, da diese Erhöhung die Verletzlichkeit des Körpers verhindern l zu COVID -19.

Eine wichtige Maßnahme besteht darin, die Exposition gegenüber Internet und Fernsehen sowie sozialen Netzwerken zu verringern, die falsche Informationen über die Pandemie preisgeben.

92. Natürliche und traditionelle Behandlungen

Im Rahmen des Kampfes gegen die COVID -19, chinesische Behörden die Verwendung einiger erlaubt traditioneller Behandlungen in mittelschweren und schweren Patienten, mit guten Ergebnissen.

Das Pharmaunternehmen Shijiashazhuang Yiling patentierte ein Arzneimittel in Kapseln namens Lianhua Qingwen (LHQW) auf der Grundlage der Traditionellen Chinesischen Medizin (MTC), das in Kombination mit westlichen Arzneimitteln gute Ergebnisse erzielte, indem es die Intensität der Symptome verringerte.

Dieses Medikament wurde bereits während der SARS-Pandemie 2003 erfolgreich getestet, die in China auftrat und sich in rund 24 Ländern ausbreitete.

Klinische Studien zeigen, dass LHQW Atemwegsbeschwerden wie trockener Husten, Husten mit Schleim und Atemnot lindert. Es hilft auch, die Dauer des Fiebers und die Intensität der Dyspnoe zu reduzieren. Es wird derzeit in chinesischen Kliniken und Krankenhäusern bei mittelschweren und schweren COVID-19 Patienten eingesetzt.

Nach den chinesischen Erfahrungen haben Anfang April 2020 Länder wie Italien, Venezuela und Ecuador die Anwendung dieses Arzneimittels bei Patienten mit COVID-19 genehmigt.

Zuvor hatte es die Genehmigung der Regierungen von Rumänien, Macao, Thailand, Kanada, Mosambik, Indonesien und Brasilien erhalten, von denen einige es in der SARS-Epidemie 2003 verwendeten.

Eine weitere traditionelle Medizin, die im Kampf gegen die verwendet wird, der COVID-19 ist ein Koch Basis 20 Pflanzen in China als verwendet ein Entgiftungsmittel und Reinigung der Lunge, genannt "Qing Fei Jie Du Tang".

Diese Küche umfasst sowohl orientalische Pflanzen wie Mandarine, Mandel, Ephedra, Ingwer und Koriander.

Das Generalbüro des Nationalen Gesundheitskomitees und das Büro der staatlichen Verwaltung für traditionelle chinesische Medizin empfehlen diese Küche Krankenhäusern, die Patienten mit COVID -19 betreuen.

Teil IX. Individuelle und kollektive Vorsichtsmaßnahmen

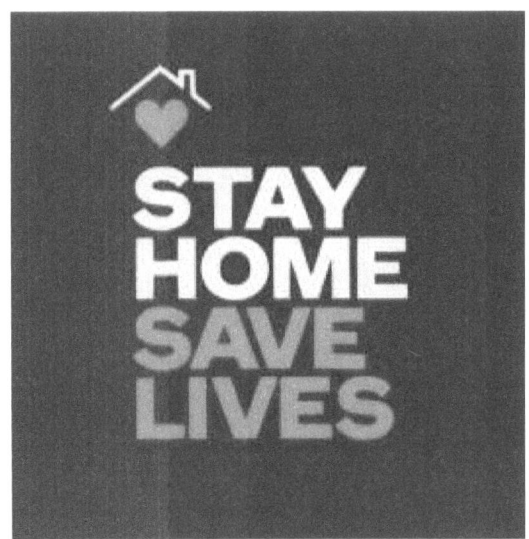

93. Wetterpflege

Bisher wurde kein klarer Zusammenhang zwischen dem Klima und der Ansteckungskapazität von 1 zu COVID-19 gefunden. Verschiedene Studien zeigen, dass SARS-CoV-2 Umgebungstemperaturen von 38 °C problemlos standhalten kann, andere zeigen, dass es zwei Stunden bei Temperaturen von bis zu 60 °C überleben kann.

Wo es eine Beziehung zu geben scheint, ist die Sonneneinstrahlung, die diejenigen, die in tropischen Gebieten leben, gegen Ansteckung begünstigt.

In diesem Zusammenhang hat die WHO angegeben, dass die Versorgung von Patienten mit COVID-19 und der Allgemeinbevölkerung in Bezug auf das Klima die gleiche ist wie bei anderen Krankheiten wie Influenza und Influenza.

Wer in kalten Klimazonen lebt, sollte versuchen, jederzeit warm zu bleiben und sich vorsichtshalber keinen extrem kalten oder eisigen Bädern auszusetzen.

Für diejenigen, die in tropischen Klimazonen oder in Gebieten mit hohen Sommertemperaturen leben, wird empfohlen, eine konstante Flüssigkeitszufuhr aufrechtzuerhalten und darauf zu achten, sich nicht der Sonne auszusetzen.

94. Verwendung und Art der Masken

Die im Rahmen der COVID -19 Pandemie verwendeten Masken oder Gesichtsschutzschilde sollten zwei Hauptfunktionen abdecken: Schutz des Gesundheitspersonals, das sich um potenziell infizierte oder bestätigte Infektionen kümmert, und Schutz gesunder Menschen in ihrer normalen Arbeits- oder häuslichen Umgebung.

Der Großteil der Bevölkerung sollte OP-Masken tragen, wenn sie nach draußen gehen, öffentliche Verkehrsmittel benutzen oder Aktivitäten im Freien an Orten ausführen, an denen sich Menschen drängen oder anwesend sind.

Chirurgische Masken sind sogenannte Gesichtsmasken, die von Ärzten und Krankenschwestern in Operationen und anderen Gesundheitsaktivitäten verwendet werden. Sie filtern die eingeatmete Luft nicht und können daher das Eindringen von von infizierten Personen ausgestoßenen Nasentröpfchen nicht verhindern. Sie können jedoch vor Blut-, Schleim- und anderen Flüssigkeitsspritzern dieser Personen schützen.

Wenn ein COVID -19 Patient eine Maske trägt, wird außerdem die Anzahl der Tröpfchen, die beim Atmen oder Husten in die Luft gelangen, stark reduziert.

Aus diesem Grund und weil viele Menschen infiziert sein können und noch keine Symptome zeigen, ist es wichtig, dass jeder beim Gehen auf der Straße oder beim Kontakt mit anderen Menschen zu Hause oder bei der Arbeit OP-Masken trägt.

Ein anderer Maskentyp, der bei der COVID -19 Pandemie sehr nützlich ist, ist der Filtertyp, der einen Filter enthält, der flüssige oder feste Mikropartikel in der Luft absperren kann. Sie werden in verschiedenen Typen hergestellt und nach der Größe der Partikel klassifiziert, die gefiltert werden können. Die Filtereffizienz der ankommenden Partikel reicht von 78% (FFPP1) bis 98% (FFP3).

Diese Filter haben auch eine hohe Kapazität zum Filtern von austretenden Partikeln beim Atmen und Husten mit Leckraten von 22% bei FFP1-Masken bis zu nur 2% bei FFP3-Masken.

Filtermasken der Kategorien FFP2 und FFP3 gelten als die wirksamsten zur Verhinderung einer Infektion mit COVID - 19. Derzeit ist eine der weltweit am häufigsten verwendeten Masken der Typ N95 mit Filter und Auslassventil, um Kondensation zu vermeiden.

Angesichts der Tatsache, dass das SARS-CoV-2-Coronavirus eine Größe von bis zu 120 Mikrometern haben kann, empfehlen einige Experten die Modelle P100 und

P200, mit denen Mikropartikel mit einer Größe von nur 80 Mikrometern herausgefiltert werden können.

95. Handwäsche

Handwäsche ist eine der Empfehlungen, die die WHO und die Gesundheitsbehörden in den Ländern mit der höchsten Anzahl an COVID -19 Infizierten mit größter Betonung ausgesprochen haben.

Diese Vorgehensweise ist besonders wichtig, da festgestellt wurde, dass das SAR-CoV-2-Coronavirus viele Stunden lang von den meisten Materialien für den Masseneinsatz in Städten wie Glas, Aluminium, Stahl, Stoffen, Papier, Leder und Latex leben kann.

Um die Ansteckung beim Berühren potenziell infizierter Oberflächen durch Kontakt mit Körperflüssigkeiten einer mit COVID -19 infizierten Person zu verhindern, wird empfohlen, Ihre Hände mehrmals täglich mit viel Seife und heißem Wasser zu waschen.

Es ist wichtig, alle Zwischenräume zwischen den Fingern, unter den Nägeln und dem Handrücken mindestens 30 Sekunden lang zu reiben und mit viel Wasser abzuspülen. Sie sollten auch mit einem sauberen

Einweghandtuch oder einem Einweg-Tuch getrocknet werden.

Das Händewaschen sollte auch nach dem Schnäuzen, Niesen oder Husten sowie bei jeder Rückkehr von der Straße mit öffentlichen Verkehrsmitteln oder einem öffentlichen Treffpunkt wie Märkten und Kirchen erfolgen.

Es wird auch empfohlen, dies zu tun, wenn Bargeld manipuliert wurde.

Wer sich um einen Patienten mit COVID -19 kümmert oder im Verdacht steht, infiziert zu sein, sollte beim Händewaschen sowie beim Tragen von Masken und Handschuhen äußerst vorsichtig sein.

96. Alkohol und antibakteriell

Es wird festgestellt, daß die Alkoholkonzentration von 60% oder höher in der Zerstörung der ursächliche corona wirksam ist 1 bis COVID -19.

In diesem Zusammenhang empfiehlt die WHO, die Gegenstände und Oberflächen, mit denen Menschen in Haushalten und öffentlichen Räumen am meisten Kontakt haben, mit konzentriertem Alkohol zu desinfizieren.

Für die Desinfektion von Oberflächen wie Straßen, Wänden, Fahrzeugen und großen städtischen Gebieten wird empfohlen, eine Lösung auf Basis von Natriumhypochlorit oder einem antibakteriellen Desinfektionsmittel für den industriellen Einsatz zu verwenden.

In Bezug auf die Verwendung von antibakteriellem Gel sind sich die US-amerikanischen Zentren für die Kontrolle von Krankheiten und die Gesundheitsbehörden der Europäischen Union einig, dass diese nur als vorübergehende Desinfektionsmaßnahme nützlich sind, wenn Sie Ihre Hände nicht mit Wasser und Seife waschen können.

Dies ist eine Situation, die häufig in Regionen des Planeten auftritt, in denen die Trinkwasserversorgung unregelmäßig ist oder nicht existiert. In diesem Fall wird empfohlen, ein antibakterielles Gel mit einer konzentrierten Alkoholbasis von mindestens 60 bis 70% zu verwenden.

Ist Emp i enda Gel reichlich in den Handflächen aufgetragen und gerieben für 20 Sekunden an dem zuletzt versucht, zu dem Gel zwischen den gespreizten Fingern, unter den Nägeln und auf der Rückseite der Hand.

97. Lebensstil, Bewegung und psychische Gesundheit

Aufrechterhaltung einer gesunden Lebensweise hilft dem Körper, um fit zu bleiben und erhöht damit seine

Fähigkeit, virale Infektion, wie zu widerstehen der COVID -19. Im Zusammenhang mit der in vielen Ländern angewandten Quarantäne mussten Millionen von Menschen tagelang zu Hause bleiben, wodurch ihre tägliche Aktivität, Langeweile und andere Formen von Stress aufgrund der Änderung der normalen Routine verringert wurden.

Während der Quarantäne ist es wichtig, den Zeitplan zu verteilen, um eine Aktivität aufrechtzuerhalten, die es Ihnen ermöglicht, den Geist abzulenken und den Körper in Form zu halten.

Bücher lesen, Sprachen lernen, Serien und Filme ansehen oder versuchen, ein neues Hobby zu erlernen, sind einige der Empfehlungen, die Psychologen und Verhaltensexperten an diejenigen richten, die unter Quarantäne gestellt werden.

Ebenso wird empfohlen, eine vollständige Diät beizubehalten und irgendeine Art von Übung durchzuführen. Es ist wichtig zu vermeiden, dass zu viel Fett und Zucker konsumiert werden, was in Kombination mit einem sitzenden Lebensstil schwerwiegende Folgen haben kann, wie z. B. Veränderungen des Blutzuckers.

Das Zusammenleben der Familie kann durch lange Isolation beeinträchtigt werden. Es wird daher empfohlen, gemeinsame Aktivitäten wie Spiele durchzuführen, das Haus zu putzen oder ein Hobby unter mehreren zu betreiben, um Konflikte in dieser Zeit zu vermeiden.

98. Belüftung von Häusern und Räumen

Die Belüftung von Häusern und Räumen, in denen mit COVID -19 infizierte Personen untergebracht sind, ist wichtig, um die Konzentration des Virus in der Luft zu vermeiden.

Das Zimmer des Patienten sollte kontinuierlich beatmet werden oder mindestens viermal täglich beatmet werden, wie von den US-amerikanischen Centers for Disease Control empfohlen.

Die United States Environmental Protection Agency (EPA) hat darauf hingewiesen, dass in einem nach außen geschlossenen Haus, wie es in den intensivsten Wintern und Sommern der Fall ist, die Konzentration an Schadstoffen das 100-fache der Konzentration der Außenluft überschreiten kann.

Zu diesen Schadstoffen gehören Rauch aus Öfen und Öfen, Kohlenmonoxid, das von Gaskochern und Heizgeräten erzeugt wird, und andere wie Stickoxide und Schwefel.

Andere Elemente, die bei ausreichender Belüftung entfernt werden, sind Schimmel, überschüssige Feuchtigkeit, Tierhaare, Ölpartikel sowie gekochtes Essen und Staub.

Aus diesem Grund wird die Belüftung von Häusern und Patientenzimmern mit COVID -19 empfohlen, um die

Belastung der Luft mit Schadstoffen zu verringern, die bei diesen Patienten Husten oder Atemnot verschlimmern können. Darüber hinaus verhindert eine häufige Belüftung dieser Räume charakteristische Symptome einer Kohlendioxidansammlung wie Kopfschmerzen und einen Abfall des Stoffwechsels.

99. Alten- und Behindertenheime

Eines der Hauptprobleme der öffentlichen Gesundheit, die die COVID -19 Pandemie mit sich gebracht hat, ist die große Anzahl von Todesfällen älterer Erwachsener in Pflegeheimen.

In Ländern wie Großbritannien und Spanien wächst die Zahl der verstorbenen älteren Menschen in diesen Häusern von Tag zu Tag, und in vielen Fällen wurde festgestellt, dass die Pflegekräfte sie mitten in der Quarantäne allein gelassen haben.

Menschen über 60 sind die Gruppe, bei der am wahrscheinlichsten Komplikationen aufgrund einer COVID -19 Infektion auftreten. Daher ist es dringend erforderlich, ihnen den größtmöglichen Schutz zu bieten. Dies beinhaltet die Lieferung von Masken in ausreichenden Mengen und die Beschränkung der Besuche von Familienmitgliedern und Freunden, um die Exposition gegenüber dem Coronavirus zu verringern.

Es ist auch wichtig, diejenigen zu kontaktieren, bei denen Grunderkrankungen wie Diabetes, Bluthochdruck, Atemversagen oder Herzinsuffizienz vorliegen.

Menschen mit Behinderungen stehen inmitten der Pandemie vor einer Vielzahl von Herausforderungen. Menschen mit geistigen Behinderungen haben häufig Probleme mit der Kommunikation, wenn sie sich krank fühlen oder dem Gesundheitspersonal ihre Symptome erklären.

Sie können ihre Probleme auch durch die Angst vor der Pandemie, der sozialen Isolation und der Änderung ihrer täglichen Gewohnheiten verschärfen.

Die Einschränkung der Mobilisierung, Produkt der in vielen Ländern verhängten sozialen Quarantänen, kann die Kontinuität ihrer Behandlungen und Therapien direkt gefährden.

Körperbehinderte Menschen sind angesichts einer COVID - 19 Infektion denselben Risiken ausgesetzt wie der Rest der Bevölkerung, außer in Fällen, in denen Komplikationen auftreten, die sich auf ihr Nieren-, Leber-, Herz-Kreislauf- oder Atmungssystem auswirken.

Die Gesundheitsbehörden müssen sicherstellen, dass diese Personen Zugang zu den Therapien und Behandlungen haben, die sie benötigen, und ihren Gesundheitszustand genau überwachen, um Anzeichen einer Infektion mit COVID -19 zu erkennen.

100. Märkte und Supermärkte

Inmitten der von der COVID -19 Pandemie weltweit durchgeführten sozialen Quarantäne fungieren Märkte und Lebensmittelverteilungszentren weiterhin als vorrangiger Sektor für die Bevölkerung.

Das Ansteckungsrisiko an diesen Orten steigt, da die Anwesenheit einer größeren Anzahl von Personen in der Nähe zulässig ist.

Aus diesem Grund hat die WHO Protokolle herausgegeben, die darauf hinweisen, dass nur eine begrenzte Anzahl von Personen gleichzeitig diese Geschäfte betreten, einen Abstand von mindestens 2 Metern voneinander einhalten und immer eine Maske und Handschuhe tragen.

Märkte und Supermärkte sind regelmäßig Orte, an denen der Anbau von Bakterien und Krankheitserregern durch die große Anzahl der dort verkauften Bio- und verderblichen Produkte begünstigt wird.

Im Rahmen der Pandemie wurden lokale, regionale und nationale Gesundheitseinrichtungen angewiesen, diese regelmäßig mit Lösungen auf Basis von Natriumhypochlorit und hochkonzentriertem Alkohol zu desinfizieren.

Eine kontinuierliche Desinfektion von Oberflächen wie Theken, Kühlschranktüren, Kisten, Regalen und Gegenständen oder Möbeln, die jederzeit von der Öffentlichkeit berührt werden können, muss ebenfalls gewährleistet sein.

Märkte und Supermärkte müssen aus Gründen des kollektiven Interesses einen Hauslieferdienst einrichten, um die Versorgung der Bevölkerung mit Lebensmitteln sicherzustellen, ohne sie einer möglichen Ansteckung auszusetzen.

101. Restaurants und Speisesäle

Je nach Land können Restaurants, Kantinen und Unternehmen, die Mahlzeiten zubereiten, zu den vorrangigen Sektoren gehören, die inmitten der Quarantäne der COVID -19 Pandemie weiter betrieben werden können.

In den meisten Ländern wurden jedoch Beschränkungen für den Betrieb dieser Veranstaltungsorte angewendet, da sie die Versammlung einer Reihe von Bürgern begünstigen, die in vielen Fällen mehr als 15 Personen gleichzeitig umfassen können.

Ein wie im Fall von Supermärkten und Lebensmittelgeschäften, in vielen Ländern haben die Behörden Restaurants gedrängt Heimdienste zu implementieren, als eine Möglichkeit, Menschen zu vermeiden auszusetzen l bis COVID -19.

102. Kinos und Theater

Der Betrieb von Kinos, Theatern und Orten der Massenunterhaltung muss im Rahmen des Kampfes gegen die COVID -19 Pandemie vollständig verboten werden. Diese Orte konzentrieren eine große Anzahl von Menschen auf kleinem Raum, was eine Ansteckung begünstigt.

In praktisch allen Ländern, die wegen der Quarantäne implementiert l zu COVID -19 Vorschriften sie ausgestellt wurden, um die Schließung dieser Art von Unterhaltungs – Sites zu bestellen.

Die WHO hat betont, dass jede Unterhaltungsseite, auf der sich die Öffentlichkeit befindet, ein potenzieller Schwerpunkt für das Risiko der Ausbreitung des SARS-CoV-2-Coronavirus darstellt.

Daher hat er den Aufruf an die Behörden betont, ihren fortgesetzten Betrieb erst zu befürworten, wenn das Ende der Pandemie erklärt ist.

103. Aufzüge und Treppen

Es wird empfohlen, die Verwendung von Aufzügen während der COVID-19- Pandemie zu vermeiden, da es sich um kleine Räume handelt, in denen sich eine erhebliche Viruslast konzentrieren kann, wenn sie von einer kranken Person verwendet wird, die nicht ordnungsgemäß mit einer Maske und Handschuhen geschützt ist.

Obwohl die Aufzüge über Lüftungssysteme verfügen, reicht der von ihnen erzeugte Luftstrom in den allermeisten Fällen nicht aus, um die Frischluft schnell zu erneuern.

Auf diese Weise können die Tröpfchen, die ein Patient beim Atmen oder Husten abgibt, über einen langen Zeitraum in den Aufzügen schweben.

Die Tastatur oder das Bedienfeld eines Aufzugs ist eine weitere potenzielle Infektionsquelle, wenn sie von einer kranken Person verwendet wird, deren Hände mit dem Virus kontaminiert sind.

In Gebäuden, in denen eine Nutzung unvermeidbar ist, empfiehlt die WHO, die Anzahl der Personen, die in Aufzüge einsteigen, auf die Anzahl der Personen zu beschränken, die einen Abstand von 1 Meter zueinander einhalten.

Es wird auch empfohlen, Ihre inneren Oberflächen, insbesondere die Bedienfelder und Ruftasten auf jeder

Etage, mehrmals täglich mit Lösungen auf der Basis von konzentriertem Alkohol zu desinfizieren.

Bei manuellen und mechanischen Leitern besteht die Priorität darin, die Handläufe so oft wie möglich zu desinfizieren und einen Abstand von 2 Metern zwischen einem Benutzer und einem anderen einzuhalten.

104. Öffentliche und private Verkehrsmittel

Der öffentliche Verkehr ist eines der Systeme, das von den Gesundheitsbehörden am meisten beachtet werden muss, da er von einer großen Anzahl von Personen gleichzeitig genutzt wird.

An Orten, an denen die vollständige Quarantäne erklärt wurde, wurde der öffentliche Verkehr vorübergehend eingestellt, einschließlich Intercity-Zügen, U-Bahnen, Bussen und Taxidiensten. In Städten, in denen die Nutzung von Bussen und U-Bahnen noch nicht eingeschränkt ist, haben die Gesundheitsbehörden empfohlen, das Passagieraufkommen pro Auto oder Einheit zu verringern, um eine angemessene persönliche Trennung zu gewährleisten.

Es wurde auch empfohlen, Desinfektionssysteme für Wagen, Busse, Taxis und jedes andere Fahrzeug zu implementieren, das als Massentransportmittel verwendet wird.

Die Nutzung des privaten Verkehrs bleibt seinerseits ein sicherer Weg, um sich inmitten der Pandemie fortzubewegen, solange seine Nutzung nicht gegen die Beschränkungen des Transits von Personen und Fahrzeugen während der Quarantäne verstößt.

105. Flüge und Flughäfen

Der Luftverkehr erwiesen, um die Hauptroute der Ausbreitung sein l bis COVID -19 aus China mit dem Rest der Welt.

Nach dem Auftreten des ersten COVID-19- Ausbruchs in Wuhan, China, zwischen Ende Dezember 2019 und Januar 2020 lehnten viele Länder die ersten Empfehlungen von Wissenschaftlern und Forschern ab, Flüge von und nach China einzuschränken oder auszusetzen. Dies ermutigte Tausende von Menschen, sowohl gesund als auch mit oder ohne Symptome infiziert, von einem Kontinent zum anderen zu reisen.

Die ersten Fälle außerhalb Chinas in Südkorea, Japan, Italien und anderen Ländern betrafen im Allgemeinen Personen, die nach Wuhan gereist waren und mit dem Flugzeug zurückgekehrt waren. Der erste Fall in den Vereinigten Staaten betraf auch eine Person, die auf dem Luftweg aus China zurückgekehrt war.

Flughäfen sind vielleicht das größte Gesundheitsproblem konfrontiert Regierungen die Ankunft zu überwachen l zu COVID -19 bis ihre Territorien, wie bei den früheren Pandemien wie H1N1 und SARS passiert ist. In diesen Einrichtungen versammeln sich viele Menschen stundenlang in geschlossenen Räumen, was eine permanente Ansteckungsquelle darstellt.

Derzeit schließen die meisten Länder in Europa, Lateinamerika und den Vereinigten Staaten die Schließung internationaler Flüge, mit Ausnahme derjenigen, die auf die Rückführung gestrandeter Bürger in andere Länder abzielen.

Wenn Sie aus irgendeinem Grund fliegen müssen, ist es wichtig, Schutzausrüstung wie eine Maske, einen Gesichtsschutz, Handschuhe und einen Schutzanzug zu tragen sowie die Körpertemperatur und die Vitalfunktionen zu überprüfen.

Darüber hinaus müssen auf Flughäfen, die Betriebe für die Rückführung von Staatsangehörigen oder den Transport von Arzneimitteln und Fracht unterhalten, Schnelltests für die Besatzung und die Passagiere des Flugzeugs durchgeführt und die Quarantänebereiche von Reisenden eingerichtet werden, die durch die Schließung von Grenzen gestrandet sind.

106. Häfen und Kreuzfahrten

Tourismuskreuzfahrten bergen aus verschiedenen Gründen ein hohes Ansteckungsrisiko durch virale und bakterielle Erkrankungen. Zu der massiven Konzentration von Passagieren, sogar Tausenden in einigen modernen Schiffen, kommt hinzu, dass das Innere eine Art geschlossenes Ökosystem ist, in dem die möglicherweise mit Viren und Krankheitserregern kontaminierte Luft zuvor durch Dutzende von Kabinen, Räumen und Decks zirkuliert von außen renoviert werden.

Im Rahmen der COVID -19 Pandemie wurden mehrere Fälle von Luxuskreuzfahrten in Asien, Europa und den Vereinigten Staaten gemeldet, bei denen infizierte Passagiere gemeldet wurden, viele davon nach einem Besuch in China und anderen asiatischen Ländern.

In den meisten Fällen konnten Passagiere nicht zur medizinischen Behandlung von Bord gebracht werden, da verschiedene Regierungen sich weigerten, diese Schiffe an ihren Häfen anlegen zu lassen. Dies führte zum Tod vieler kranker Passagiere, hauptsächlich der älteren.

Kreuzfahrten sind derzeit aus gesundheitlichen Gründen und angesichts der Erfahrungen zu Beginn der Pandemie praktisch verboten. Die Lade- und Entladehäfen sind aus epidemiologischer Sicht ebenfalls Nervenzentren.

Während des Höhepunkts der Ansteckungskette in China wurden alle touristischen und kommerziellen Hafenbetriebe geschlossen und nur in begrenztem Umfang wiedereröffnet, da die Zahl der Neuerkrankungen Mitte April zurückging.

Viele importabhängige Entwicklungsländer können diese Art von Hafenschließungsmaßnahmen jedoch nicht ergreifen, da dies ihr einziger Einreiseweg für Lebensmittel und Grundprodukte ist.

In diesen Fällen hat die WHO empfohlen, sanitäre Gepflogenheiten für die Inspektion von Besatzungen und die Desinfektion von Ausrüstung und Fracht, die an Bord von Schiffen ankommen, einzuführen.

Personen, die mit dem Schiff reisen müssen, werden vor dem Einsteigen einer strengen Überprüfung unterzogen und müssen bei ihrer Ankunft eine Quarantänezeit einhalten.

107. Schulen und Universitäten

Der Bildungssektor ist ein weiterer Schwerpunkt in der Gesundheitsprävention von dem COVID -19, so praktisch Mitte März jedes Land in der Welt, die Aussetzung der Klassen vom Kindergarten bis zur Universität bestellt hatte.

Die WHO hat die Bedeutung dieses Themas hervorgehoben, denn obwohl Erwachsene über 60 Jahre einem höheren Risiko für Komplikationen durch COVID -19 ausgesetzt sind, haben junge Menschen die gleichen Infektionsmöglichkeiten wie ältere Erwachsene.

Darüber hinaus wurden Todesfälle von jungen Menschen im Alter von einigen Monaten bis 18 Jahren gemeldet, und viele der Infizierten liegen im Bereich von 25 bis 49 Jahren.

Die Verfügbarkeit des Internets und elektronischer Ressourcen für das Informationsmanagement ermöglicht es Kindern und Jugendlichen, ihre Ausbildung zu Hause durch virtuelle Klassen und Online-Lernen fortzusetzen.

Im Rahmen der Pandemie von COVID -19 haben mehr als 130 Länder eine Aussetzung des Präsenzunterrichts und dessen Fortsetzung durch virtuelle Klassenzimmer oder elektronisch eingeführt.

Auf diese Weise wird die Kontinuität und der Abschluss der regulären Primar- und Sekundarschulzeiten sowie die Weiterentwicklung von Universitäts- und Aufbaustudiengängen gewährleistet.

In diesem Sinne hat die WHO Ländern, die noch keine Online-Kurse eingeführt haben, empfohlen, nach Alternativen zu suchen, die es ermöglichen, dass Kinder und Jugendliche in ihren Häusern weitergebildet werden, und sie nicht einer massiven Ansteckung auszusetzen, wenn sie während des Schuljahres an Schulen und Universitäten teilnehmen Pandemie.

Teil X. Zusammenfassung der Fakten und klinischen Kontroversen

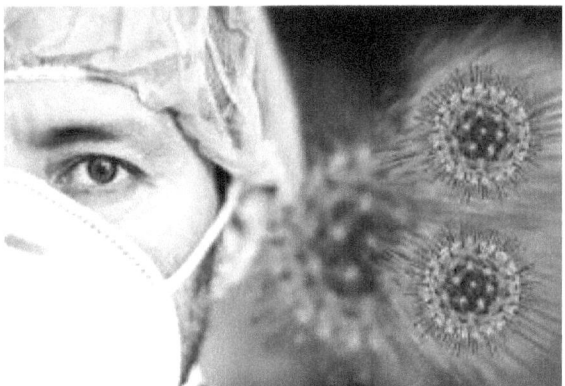

In diesem letzten Teil des zweiten Bandes des Buches widmet sich der Autor der Klärung einiger kontroverser Punkte zur klinischen Entwicklung, Diagnose, Behandlung und Prävention, um alle bereits veröffentlichten Informationen zu ergänzen.

Das Buch schließt mit einer Vision von möglichen Perspektiven für die Zukunft der Welt nach dem SARS-CoV-2 und Krankheit zu steuern COVID -19

108. Erläuterungen zu COVID -19

Durch Händewaschen mit Seife, Natriumhypochlorit und antiseptischem Alkohol wird das Virus entfernt.

Diese drei Methoden sind wirksam bei der Entfernung des Virus, solange sie gut angewendet werden. Bei Händen sollte die Wäsche mindestens 30 Sekunden lang gewaschen werden, wobei der Rücken und die Zwischenräume zwischen den Fingern gut gerieben werden müssen.

Natriumhypochlorit ist sehr nützlich, um potenziell kontaminierte Oberflächen durch Kontakt einer infizierten Person zu sterilisieren. Im Falle von antiseptischem Alkohol ist es nur dann wirksam, wenn seine Konzentration mehr als 60% beträgt, und es ist in der Lage, das Virus nach 1 Minute zu inaktivieren.

Quarantäne, der Abstand liegen soziale und das Tragen von Masken Vermeiden Sie infiziert.

Eine COVID -19 Infektion tritt auf, wenn die von einem Patienten beim Husten, Atmen oder Niesen abgegebenen Nasentröpfchen die Schleimhäute (Nase, Mund, Bindehaut) einer gesunden Person erreichen.

Obwohl sie einfach erscheinen, sind diese drei Maßnahmen zusammen sehr nützlich, um die Möglichkeit einer

Ansteckung zu verringern, indem der Übertragungszyklus von SARS-CoV-2 von Person zu Person verkürzt wird.

Die nützlichste der Masken ist, dass sie einen großen Teil der Tröpfchen mit einer von infizierten Personen ausgestoßenen Viruslast stoppen, unabhängig davon, ob sie Symptome von COVID-19 haben oder nicht. Die soziale Distanz und Quarantäne in Verdachtsfällen tragen insbesondere dazu bei, die Ausbreitung von Infektionen zwischen Personengruppen zu verlangsamen, was in besiedelten Zentren und Großstädten sehr wichtig ist.

Diejenigen, die ohne Symptome infiziert sind, können SARS-CoV-2 übertragen.

Ein kleiner Prozentsatz der mit SARS-CoV-2 infizierten Personen entwickelt sich nicht oder dauert nicht länger, um sichtbare Symptome der Krankheit zu zeigen. Sie können sich jedoch durch Atemtröpfchen, die der Infizierte beim Sprechen, Atmen oder Niesen ausstößt, auf andere Personen in der Nähe ausbreiten.

Einige Studien haben ergeben, dass eine infizierte Person die Krankheit zwischen 2 und 5 Tagen auf andere übertragen kann, bevor Symptome auftreten. Darüber hinaus wurde festgestellt, dass die Viruslast dieser asymptomatischen Patienten der von Patienten mit leichten oder mittelschweren Symptomen ähnlich ist.

Es ist eine einfache Grippe, die ältere Menschen mit geringer Abwehr angreift.

Statistiken aus China und Spanien, den Ländern, die stark von der Pandemie betroffen sind, zeigen, dass die meisten Infizierten im Alter zwischen 20 und 79 Jahren lagen, wobei die Infektionsrate unter diesen 0 sehr niedrig war bis 19 Jahre. Daher wird angenommen, dass SARS-CoV-2 Menschen jeden Alters infizieren kann, selbst wenn sie bei guter Gesundheit sind und ihr Immunsystem ordnungsgemäß funktioniert.

Nur ältere Menschen und Menschen mit früheren Erkrankungen werden kompliziert und sterben.

Von der WHO verwaltete Statistiken zeigen, dass die höchste Rate an Komplikationen und Mortalität durch COVID -19 in der Gruppe der Menschen über 60 Jahre oder mit Grunderkrankungen wie Diabetes, Bluthochdruck oder Herz-Kreislauf-Erkrankungen auftritt. Diese Mortalität ist jedoch nicht ausschließlich auf diese Gruppe beschränkt, da auch ein großer Prozentsatz der Infizierten mit einem Alter zwischen 20 und 59 Jahren infiziert ist.

Gesunde Kinder und Jugendliche sind weniger anfällig für Krankheiten COVID -19.

Obwohl Statistiken der weltweit gemeldeten Fälle auf eine geringere Inzidenz der Krankheit bei Kindern zwischen 0 und 10 Jahren hinweisen, bedeutet dies nicht, dass sie weniger anfällig für Infektionen sind oder Komplikationen entwickeln können.

Es wurde festgestellt, dass die Möglichkeit einer Ansteckung für alle Altersgruppen gleich ist, unabhängig davon, ob frühere Erkrankungen vorliegen oder nicht. In vielen Ländern werden Kinder mit respiratorischen Symptomen nicht getestet, was sich auf die COVID -19 Statistik für diese Gruppe auswirken kann.

Derzeit laufen mehrere Studien, um festzustellen, ob es einen natürlichen Mechanismus gibt, der bei Erwachsenen und älteren Erwachsenen resistenter gegen junge Organismen gegen die Zellinvasion durch SARS-CoV-2 ist oder nicht.

Unterschied zwischen schützender entzündlicher und hyperinflammatorischer Reaktion.

Als erste Reaktion auf eine Infektion oder Verletzung aktiviert der Körper einen entzündlichen Immunmechanismus, der dabei hilft, Krankheitserreger abzuwehren und Gewebe zu reparieren.

Bei mit COVID -19 infizierten Personen, die leichte oder mittelschwere Symptome entwickeln, liegt eine Entzündung im Lungengewebe vor, die als erste vom SARS-CoV-2-Coronavirus befallen wird. Diese Entzündung soll den Körper vor dem Fortschreiten dieser Infektion schützen.

In vielen Fällen sind jedoch die COVID-19 extreme verursacht entzündliche Reaktion füllt praktisch die Lungen mit Flüssigkeit und in wiederum erzeugt Multiorganversagen und Tod.

Diese Reaktion ähnelt der bei Patienten mit fortgeschrittenen Autoimmunerkrankungen oder bei schweren Infektionen.

Patienten mit COVID-19 können innerhalb kürzester Zeit von Symptomen ähnlich einem normalen Virusbild zu einem extremen Entzündungsprozess übergehen. Neben der Lunge sind auch andere Organe wie das Herz von diesem hyperinflammatorischen Prozess betroffen.

Die Verwendung einiger Medikamente zur Behandlung von rheumatoider Arthritis wie Tocilizumab hat bei schwerkranken Patienten, die einen schweren Entzündungsprozess initiierten, zu guten Ergebnissen geführt.

In den meisten Fällen wurde vermieden, dass sie nach einer mit der Verwendung dieses Arzneimittels normalisierten Lungenfunktion intubiert werden mussten.

Zytokinsturm und hämophagozytische Lymphohistiozytose.

Die COVID-19 Ursachen bei schweren Patienten eine Immunantwort übertrieben und unkontrolliert genannt "Zytokin-Sturm". Im Kampf gegen den Infektionserreger zerstört das Immunsystem die Zellen des Lungenepithels, wodurch sich die Lunge entzündet und mit Flüssigkeit und Schleim füllt. Dies führt wiederum zu Atemstillstand oder Sepsis, die tödlich sein können.

Es wird angenommen, dass der Zytokinsturm für viele Todesfälle bei den spanischen Grippepandemien und SARS von 1918 im Jahr 2003 verantwortlich war. Die Autopsie einiger an COVID-19 verstorbener Personen zeigte, dass sie an einem hyperinflammatorischen Syndrom litten, das als sekundäre hämophagozytische Lymphohistiozytose (SHLH) bekannt ist. SLHS kann bei Erwachsenen auftreten, die von Virusinfektionen betroffen sind und an einer fulminanten Hyperzytokinämie leiden sowie an einem gleichzeitigen Versagen mehrerer Organe, einschließlich der Lunge, mit tödlichen Folgen.

Angiotensin-Aldosteron der Reninachse: RCT vs ECAII.

Die Renin-Angiotensin-Aldosteron-Achse (RAAS) ist eine Kaskade von vasoaktiven Peptiden, die an wichtigen physiologischen Prozessen beteiligt sind.

SARS-CoV-2 tritt unter Verwendung des Angiotensin-Converting-Enzyms 2 (ECAII) als Rezeptor in Lungenepithelzellen ein.

Das ECAII-Enzym ist physiologisch an der Funktion von RAAS beteiligt, fungiert aber auch als Rezeptor für Coronavirus. In der Tat wird angenommen, dass der Mangel an ECAII Rezeptoren bei gesunden, jungen Kindern und könnte erklären, warum die COVID -19 scheint nicht zu beeinflussen sie so viel wie die älteren Altersgruppen.

Einige Experten haben die Zweckmäßigkeit in Frage gestellt, Patienten mit COVID -19 weiterhin hypertensive Medikamente zu verabreichen, die als Inhibitoren der RAAS-Achse wirken.

Die Meinung ist, dass es nicht klar ist, wie RAAS-Blocker die ECAII-Spiegel und -Aktivität beeinflussen, und daher könnte der gegenteilige Effekt erzielt werden, anstatt die Infektionsresistenz des Patienten zu verbessern.

Andere Autoren sind jedoch der Ansicht, dass das Entfernen dieser Blocker die Gesundheit von Patienten mit COVID -19 mit früheren Komplikationen wie Herzinsuffizienz, Myokardinfarkt und anderen chronischen Herzerkrankungen gefährden könnte.

Hilft es, die Behandlung von Bluthochdruck, Diabetes und rheumatoider Arthritis abzubrechen?

Bei Patienten mit Diabetes und Bluthochdruck kann COVID-19 schwerwiegende lebensbedrohliche Ungleichgewichte verursachen. Daher ist es nicht ratsam, die Behandlung zu ändern oder abzubrechen, um diese Zustände zu kontrollieren.

Bei Autoimmunerkrankungen wie rheumatoider Arthritis und anderen, die eine Kortikosteroidbehandlung erfordern, haben Ärzte festgestellt, dass einige Medikamente die Entzündungsreaktion des Körpers auf eine COVID -19 Infektion unterbrechen.

Dies kann in schweren Fällen nützlich sein, in denen eine gefährliche Entzündung des Lungengewebes vorliegt. In jedem Fall hängt das Absetzen dieser Medikamente ausschließlich von der Entscheidung des behandelnden Arztes ab.

Geruchs- und Geschmacksverlust als erstes Symptom.

COVID -19 Patienten weltweit haben zu Beginn der Krankheit einen fast vollständigen Geruchs- und Geschmacksverlust gemeldet, noch bevor die typischsten Symptome wie Fieber, trockener Husten, Müdigkeit und Atembeschwerden auftraten.

Eine im April 2020 in Kalifornien, USA, veröffentlichte Studie bestätigte, dass der Verlust dieser Sinne bei 80% der von COVID -19 Betroffenen häufig war. Es wurde jedoch auch festgestellt, dass die Patienten 2 bis 4 Wochen nach der Infektion wieder Geschmack und Geruch erlangten.

Nützliche Warnzeichen für isolierte minderjährige Patienten in Ihrem Zuhause, um zu vermeiden, dass Sie zu Hause sterben.

Patienten mit milden Erkrankungen, die zu Hause unter Quarantäne gestellt werden, benötigen während des Zeitraums von 2 bis 4 Wochen nur Ruhe, Flüssigkeitszufuhr und gute Ernährung, was einige Zeit dauern kann, bis die Coronavirus-Infektion abgeklungen ist.

Wenn jedoch zu irgendeinem Zeitpunkt Symptome wie Schwindel, Blautöne in den Nägeln und Lippen, Schmerzen in der Brust und Atembeschwerden auftreten, sollte sofort ein Arzt aufgesucht werden, da dies Anzeichen für mögliche Komplikationen in der Lunge und im Kreislauf sind.

Unterschiede in Pathogenese, Klinik und Behandlung zwischen den Phasen von COVID -19.

Die COVID -19 hat einige wichtige Unterschiede zu anderen Krankheiten wie SARS - Coronavirus und MERS. Das erste ist die sehr hohe Ansteckungsrate, die im Gegensatz zu der niedrigen Sterblichkeitsrate steht.

Der COVID -19 Todesfall liegt zwischen 1,5 und 2,4% der Fälle im Vergleich zu SARS und MERS, bei denen die Todesrate bei 11 bzw. 30% lag. Obwohl die ersten Symptome ähnlich sind (Fieber, trockener Husten und Atemnot), umfasst COVID -19 auch Geruchs- und Geschmacksverlust, Magenverstimmung und Schwindel.

Da die Mehrheit der COVID -19 Patienten leichte Symptome hat, können sie sich zu Hause ausruhen, während bei SARS und MERS alle Betroffenen schwere Symptome hatten, die einen sofortigen Krankenhausaufenthalt rechtfertigten.

Alle Lungenentzündungen erfordern Röntgenstrahlen, Ultraschall und Tomographie.

Das Protokoll für die Betreuung von Patienten mit COVID-19 besagt, dass sie eine Röntgenaufnahme des Brustkorbs und eine Blutsauerstoffanalyse durchführen sollten, um beurteilen zu können, ob bei ihnen das Risiko von Komplikationen der Atemwege wie Lungenentzündung besteht.

Patienten mit Lungenentzündung sollten sich radiologischen Untersuchungen und Ultraschalluntersuchungen unterziehen, um die COVID -19 Schädigung der Lunge zu überwachen.

Diese Studien ermöglichen es uns auch zu wissen, wie stark die Lungenoberfläche von der Ansammlung von Schleim und Entzündungen des Lungenepithels betroffen ist, sowie den Evolutionsgrad und das Ansprechen auf die angewandten Behandlungen zu bestimmen.

Unterschied zwischen RT-PCR und diagnostischen Schnelltests für SARS-CoV2.

Der RT-PCR- oder "Polymerase-Kettenreaktions" -Test wird verwendet, um das Vorhandensein einer Infektion zu diagnostizieren, indem ein Fragment des genetischen Materials des verursachenden Pathogens, sei es ein Virus oder ein Bakterium, nachgewiesen wird.

Im Fall von COVID -19 wird der RT-PCR-Test auf Proben angewendet, die aus den oberen Atemwegen des Patienten entnommen wurden. Ziel ist es, ein genetisches Fragment von SARS-CoV-2 nachzuweisen, dh ein diesem Coronavirus entsprechendes RNA-Molekül.

Der RT-PCR-Test benötigt mehrere Stunden, um das Ergebnis zu zeigen, hat jedoch eine hohe Trefferquote.

Schnelle diagnostische Tests erkennen ihrerseits nicht das Vorhandensein des Coronavirus, das COVID -19 verursacht, sondern die Antikörper, die von dem mit SARS-CoV-2 infizierten Organismus produziert werden, durch eine reaktive und visuelle Methode in Farben, ähnlich wie bei Schwangerschaftstests. Es muss nur eine Blutprobe analysiert werden. Das Ergebnis wird in nur 15 Minuten erhalten.

Procalcitonin als Marker für eine bakterielle Infektion.

Procalcitonin ist ein Serumpolypeptid, das in geringen Mengen im Blutplasma vorhanden ist und dessen Spiegel kurz nach Auftreten einer schweren systemischen bakteriellen Infektion wie Meningitis, septischem Schock oder Sepsis erheblich ansteigt.

Bei lokalisierten bakteriellen Infektionen wie Pyelonephritis und Lungenentzündung steigt der Spiegel moderat an, während er bei Virusinfektionen oder bakterieller Besiedlung stabil bleibt.

Aus diesem Grund wird Procalcitonin (PCT) derzeit als der beste Marker für das Vorhandensein bakterieller Infektionen angesehen und übertrifft in seiner Wirksamkeit die Anzahl der Leukozyten, C-reaktiven Proteine oder Interleukine.

Unterschied zwischen extrapulmonalen Symptomen und Multiorganversagen.

Das Vorhandensein von Bauchschmerzen, Durchfall und Erbrechen wurde von vielen Patienten mit leichten bis mittelschweren Symptomen von COVID-19 während der Anfangsphase der Krankheit berichtet.

Ein Prozentsatz von diesen entwickelte keine anderen Symptome von COVID-19 wie Fieber, Husten oder Atemnot, aber sie behielten während ihrer gesamten Genesung Bauchprobleme bei.

Bei schweren Patienten waren die Hauptprobleme, die nicht mit der Lunge zusammenhängen, Nierenversagen, Leberversagen, Myokarditis und neurologische Probleme aufgrund von Bluthochdruck.

Schweregrad- oder Mortalitätsprädiktoren, die fortgeschrittene medizinische Maßnahmen ermöglichen.

Verschiedene Fallstudien zu COVID-19 in China und Europa kommen zu dem Schluss, dass es eine Reihe von Prädiktoren für den Schweregrad oder die Mortalität infizierter Patienten gibt, die von medizinischen Teams bei der Entscheidung über die anzuwendende Behandlung berücksichtigt werden müssen. Dazu gehören das Alter des Patienten, das Vorhandensein zugrunde liegender Erkrankungen oder Erkrankungen, das Auftreten von Sekundärinfektionen und das Auftreten erhöhter Entzündungsindikatoren bei Blutuntersuchungen.

Andere Prädiktoren für Schweregrad oder Mortalität sind Leukozytose, Erhöhung der Alaninaminotransferase (ALT) und Lactatdehydrogenase (LDH), Erhöhung der Prothrombinzeit und Erhöhung der Procalcitonin-, Serumferritin- oder Interleukinspiegel. Patienten mit höheren SOFA-Werten entwickelten auch schwerwiegende oder tödliche Komplikationen.

Wann sollte Olse Ltamivir und andere Virostatika angewendet werden?

Da COVID -19 eine selbstlimitierende akute Erkrankung ist, erhalten viele Patienten mit leichten bis komplizierten Symptomen antivirale Behandlungen, um die Dauer der Symptome zu verkürzen und ihre Schwere zu verringern. Diese Art von Strategie wurde in der Vergangenheit erfolgreich bei Krankheiten wie Ebola, Hepatitis B und Ce, HIV und SARS eingesetzt.

Derzeit werden mehr als 30 antivirale Medikamente getestet, um ihre Wirksamkeit gegen COVID -19 zu bestimmen. Alle Forscher sind sich jedoch einig, dass sie effizienter sind, wenn sie angewendet werden, wenn die ersten Symptome auftreten.

Verwendung von Ivermectin oder Nitazoxanid a.

Ivermectin wurde erfolgreich bei der Behandlung von Dengue - Virus, verwendete Z ika und Grippe und hat den Vorteil, mit wenigen Nebenwirkungen. Eine Studie australischer Forscher zeigt, dass dieses Medikament in Kulturen infizierter Zellen die Belastung durch SARS-CoV-2-Coronavirus in nur 24 Stunden erheblich reduziert. Außerdem verschwindet diese Ladung innerhalb von 48 Stunden vollständig oder die Vermehrung hört auf.

Es wurden jedoch keine Tests an mit SARS-CoV-2 infizierten Menschen durchgeführt, und die zur Erzielung eines laborähnlichen Ergebnisses erforderliche Dosis ist noch unbekannt. Es gibt Vorschläge für die Verwendung des antiparasitären Nitazoxanids in milden Fällen von COVID -19. Dieses Medikament wurde bereits mit vielversprechenden Ergebnissen bei der Behandlung von Hepatitis C eingesetzt.

Verwendung von Azithromycin, Chloroquin und Hydroxychloroquin.

Chloroquin ist ein Arzneimittel zur Behandlung von Malaria und Autoimmunerkrankungen wie Lupus oder rheumatoider Arthritis, das eine antivirale Wirkung gegen SARS-CoV-2 zu haben scheint, da es den pH-Wert von zellulären Lysosomen verändert, bei denen sich das Virus vermehrt. Es hat auch entzündungshemmende Wirkungen, die die Wahrscheinlichkeit von Lungenschäden durch den Zytokinsturm verringern.

Hydroxychloroquin ist ein Medikament auf Chloroquinbasis, jedoch mit einigen chemischen Unterschieden. Die Verwendung wurde jedoch von der WHO nicht genehmigt, obwohl die US-Regierung sie Ende März 2020 im Rahmen eines Gesundheitsnotstandsdekrets genehmigt hat.

Beide Medikamente können Nebenwirkungen wie Kopfschmerzen, Appetitlosigkeit, Erbrechen und Hautausschläge verursachen und in Kombination mit Azithromycin Herzrhythmusstörungen verursachen.

Nützlichkeit von frischem Plasma oder Immunglobulinen von genesenen Patienten.

Derzeit werden Studien durchgeführt, um festzustellen, ob frisches Blutplasma und Immunglobuline, die von Patienten extrahiert wurden, die aus COVID -19 gewonnen wurden, nützlich sein können, um die Immunantwort gesunder Patienten zu erhöhen oder die Symptome bei den Infizierten zu verringern. Dies baut auf einigen früheren Erfahrungen mit Ebola sowie der Bekämpfung von Windpocken auf.

Im Laufe des Monats April treiben Unternehmen in den USA und in Europa die Sammlung von Plasma von

Patienten voran, die aus COVID -19 gewonnen wurden, das reich an Antikörpern ist. Sie hoffen, nach Juli 2020 die erste auf Immunglobulin basierende Therapie gegen SARS-CoV-2 zu haben.

Im Allgemeinen USA genehmigte die Transfusion von Plasma von erholten Patienten zu sehr schweren Patienten als extreme Maßnahme, um ihr Leben durch Überstimulation ihres Immunsystems zu retten.

Verwendung von Interferonen, monoklonalen Antikörpern und intravenösen Immunglobulinen.

Interferone werden bei der Behandlung von COVID-19 getestet und angewendet, um die Fähigkeit des Körpers, auf Infektionen durch Viren wie SARS-CoV-2 zu reagieren, schnell zu stimulieren. Monoklonale Antikörper werden seit Jahren zur Behandlung von Krebs eingesetzt und haben sich kürzlich als wirksamer Weg zur Bekämpfung von Ebola herausgestellt.

Italienische Wissenschaftler untersuchen, wie spezifische monoklonale Antikörper gegen SARS-CoV-2 erhalten werden können, was eine kürzere Zeit als die Entwicklung eines Impfstoffs erfordert. Hierzu werden B-Zellen von Patienten verwendet, die sich von der Krankheit erholt haben.

Intravenöse Immunglobuline waren ihrerseits nützlich, um Infektionen bei Patienten mit septischem Schock oder Sepsis zu bekämpfen, und derzeit wird untersucht, wie sie zur spezifischen Bekämpfung von SARS-CoV-2 eingesetzt werden können.

Die Vereinigten Staaten haben diese Forschung genehmigt und arbeiten mit einigen europäischen Unternehmen zusammen, um Rekonvaleszenzplasma herzustellen, das reich an Antikörpern ist und von Patienten stammt, die von COVID-19 gewonnen wurden.

Troponine, Enzyme, Endothelschäden, Herzschäden und akuter Myokardinfarkt.

Bei älteren COVID-19-Patienten mit kardiovaskulären Grunderkrankungen zeigten diese Anzeichen einer erhöhten Schädigung des Herzgewebes, die zu einer akuten Myokardschädigung führen könnte.

Der durch eine Lungeninfektion verursachte Zytokinsturm führte in vielen Fällen zum Tod durch fulminante Myokarditis. Es wurde auch festgestellt, dass COVID-19 durch den Abfall des Blutsauerstoffspiegels aufgrund einer Beteiligung der Lunge eine erhöhte Spannung im Gewebe des Herzens verursacht.

Priorität des Schutzes des Personals vor einem kardiorespiratorischen Stillstand.

Das Gesundheitspersonal außerhalb des Gesundheitszentrums, wie Krankenwagen und ähnliche Dienste, sollte mit individuellen Schutzanzügen geschützt werden, bevor verdächtige oder bestätigte COVID -19 Patienten behandelt werden, die an einem kardiorespiratorischen Stillstand (PCR) leiden.

Alle Wiederbelebungsverfahren sollten vermieden werden, wenn das Personal nicht über die grundlegende persönliche Schutzausrüstung verfügt, wie z. B. eine Maske, eine Schutzbrille, Handschuhe und ein Kleid. Die Praxis, den Atem des Patienten zu überprüfen oder Mund-zu-Mund-Atmung anzuwenden, sollte jederzeit vermieden werden. Die Verwendung eines Defibrillators kann den Patienten schnell wiederbeleben und Brustkompressionen und Mund-zu-Mund-Atmung vermeiden. Wenn dies nicht der Fall ist, sollten Sie sich darauf beschränken, nur die Brustkompression anzuwenden.

In Krankenhäusern sollte das Gesundheitspersonal alle COVID -19 Ansteckungsschutzinstrumente verwenden und so schnell wie möglich eine orotracheale Intubation durchführen, während Brustkompressionen durchgeführt oder ein Defibrillator angewendet wird.

Verbesserung der Luft arbeitslose: Laryngealmasken und Intubation in d otraqueal.

Patienten mit COVID-19, die eine PCR-Unterstützung der Atemwege benötigen, können das Gesundheitspersonal infizieren, indem sie Mund-zu-Mund-Beatmung, Trachealintubation, Tracheotomie, nicht-invasive Beatmung oder Beatmung mit Taschenmaske erhalten.

Wenn eine Kehlkopfmaske verwendet wird, muss ein Filter darauf angewendet werden, um zu verhindern, dass die Atemtröpfchen des Patienten in die Luft entweichen. Atemhilfe sollte so bald wie möglich mit endotrachealer Intubation gegeben werden, wobei stets versucht wird, persönliche Schutzelemente wie Maske, Gesichtsschutz, Handschuhe und Vollkleid zu tragen.

Bei der Herzreanimation: Defibrillation, Pronations-Herzmassagetechnik, Medikamente.

Hohe Ansteckungsgefahr von l zu COVID -19 gezwungen, die Methoden für die Reanimation von gebrauchten Änderungen Patienten mit Herzstillstand, um die Gesundheit der Arbeitnehmer zu schützen.

Wiederbelebungsverfahren, die außerhalb des Krankenhausumfelds durchgeführt werden, sollten so weit wie möglich auf der Verwendung automatischer externer Defibrillatoren (AEDs) basieren und nicht auf herkömmlichen Herzmassage- oder manuellen Kompressionstechniken. Dies erhöht die Möglichkeit, dass der Patient reagiert und vermeidet, mehr physischen Kontakt aufrechtzuerhalten.

Unter den Verfahren zur Unterstützung der Atmung von Patienten mit akutem Atemversagen fällt die Bauchlage auf. Dies entlastet die Lunge und hilft, den Sauerstoffgehalt im Blut zu erhöhen, wodurch die Notwendigkeit einer Intubation des Patienten verringert wird.

In vielen Fällen von schwerkranken Patienten durch COVID-19 Atemstillstand erlitten, während in Pronation, eine ähnliche Technik wie für die Reanimation von Säuglingen Babys verwendet angewandt hat.

In diesem Fall wird eine harte Oberfläche unter die Brust des Patienten gelegt, während schneller Druck oder eine Reihe von Schlägen auf seinen Rücken ausgeübt werden, um eine Brustkompression zu erreichen, die dem Herzen hilft, aus der Arrhythmie herauszukommen oder seinen Herzschlag wiederzugewinnen.

Die Medikation eines Patienten mit COVID-19, der sich einer kardiopulmonalen Wiederbelebung unterzogen hat, ist ein sensibles Thema. Einige Patienten, die experimentell mit Chloroquin und dergleichen behandelt werden, haben Herzrhythmusstörungen erlitten. Wenn sie also eine PCR durchlaufen, wird nicht empfohlen, dieses Arzneimittel weiter anzuwenden, um weitere Schäden zu vermeiden.

Bisher haben sich die Ärzte darauf geeinigt, wie wichtig es ist, dass COVID-19 Patienten mit Herzproblemen weiterhin Medikamente gegen diese Erkrankungen erhalten, um die Wahrscheinlichkeit einer zunehmenden Schädigung des Herzens und der Gefäße zu verringern.

Vor Herzschäden: Echokardiogramm, interventionelle Koronarangiographie und Thrombolyse.

Eine der Lehren aus der COVID -19 Pandemie ist, dass Patienten mit früheren Grunderkrankungen wie Bluthochdruck oder akutem Koronarsyndrom (ACS) ein hohes Risiko für schwerwiegende Komplikationen und sogar den Tod haben.

Dies hat die Angehörigen der Gesundheitsberufe gezwungen, die für die Versorgung von Koronarpatienten, die von C OVID -19 betroffen sind, festgelegten Protokolle zu überdenken.

Ein großer Prozentsatz der schweren Fälle dieser Krankheit hängt mit Patienten mit Herzerkrankungen zusammen, die normalerweise einen Troponinanstieg zwischen 8 und 12% aufweisen.

Sie sind auch dem Risiko ausgesetzt, eine Myokarditis zu entwickeln.

Aus diesem Grund sollte das Gesundheitswesen bei der klinischen Beurteilung eines Patienten mit dem Risiko von ACS oder Herzschäden, der von COVID -19 betroffen ist, die Verwendung nicht-invasiver Verfahren priorisieren.

Bei der Entscheidung für eine interventionelle Koronarangiographie oder ein invasives Verfahren ist Vorsicht geboten. Experten empfehlen, diese nur dann durchzuführen, wenn bei Anwendung der Behandlung ein ACS mit hohem Risiko oder ein erneutes Auftreten einer Ischämie vermutet wird.

Das Wichtigste und Empfohlene ist jedoch, diese Art von Verfahren nur durchzuführen, wenn der von COVID -19 betroffene Patient eine gute Prognose in seinem Infektionsbild hat.

Hilft bei der immunmodulatorischen Wirkung von Statinen: Propolis, homöopathische Tropfen und Levamisol.

Eine vorgeschlagene Strategie im Kampf gegen COVID -19 besteht darin, entzündungshemmende Medikamente zusammen mit Stimulanzien des Immunsystems oder Immunstimulatoren anzuwenden. Das Anthelminthikum Levamisol wurde wegen seiner immunmodulatorischen Eigenschaften in Betracht gezogen, die dazu beitragen, die Anzahl der Lymphozyten zu erhöhen und die Abwehrkapazität des Körpers zu stärken.

Es kann auch an die Papain-ähnliche Protease (PL-pro) binden, die auf der Oberfläche von SARS-CoV-2 vorhanden ist, und seine Fähigkeit zur Infektion menschlicher Zellen verringern. Es gibt auch Vorschläge zur Verwendung von Naturprodukten wie Propolis, das von

Bienen hergestellt wird und reich an Eisen, Aluminium und antiseptischen Substanzen ist.

Hinzu kommt die Verwendung von homöopathischen Kräutertropfen, von denen seit Jahrhunderten gezeigt wurde, dass sie Eigenschaften haben, die das Immunsystem unterstützen. Diese Therapien gelten jedoch als Alternativen und greifen die COVID-19 Infektion nicht direkt an, sondern helfen dem Körper nur, eine größere Resistenz gegen Krankheiten im Allgemeinen zu erreichen.

Erhöhen Sie die Abwehrkräfte: Vitamin D, B-Komplex-Seren und Überdosierung mit Vitamin C.

Obwohl kein direkter Zusammenhang zwischen Vitaminaufnahme und Schutz vor SARS-CoV-2-Infektionen gefunden wurde, deuten einige Studien darauf hin, dass eine hochdosierte Vitamin-D-Therapie dazu beitragen kann, die Infektionsrate bei Erwachsenen zu senken jung und alt.

Dies basiert auf Studien zur Inzidenz von Fällen in Ländern mit weniger oder mehr Sonneneinstrahlung, in denen festgestellt wurde, dass tropische Länder tendenziell eine viel geringere Ansteckungsrate aufweisen als Länder auf der Nordhalbkugel.

Der Konsum von Vitamin C- oder B-Komplex scheint bei der Behandlung von COVID-19 keine größere Inzidenz zu haben, obwohl sein Konsum empfohlen wird, um ein gesundes Immunsystem aufrechtzuerhalten.

Wirksame Impfstoffe sind möglicherweise in weniger als 2 Jahren verfügbar.

Experten aus der ganzen Welt versichern, dass SARS-CoV-2 nicht vollständig ausgerottet werden kann. Daher ist es dringend erforderlich, einen Impfstoff zum Schutz der Bevölkerung zu entwickeln. Im Januar 2020 wurde das Genom des SARS-CoV-2-Coronavirus, das für COVID -19 verantwortlich ist, verbreitet, und die ersten Experimente wurden gestartet, um einen Impfstoff gegen diese Krankheit zu entwickeln.

Mehr als 25 Unternehmen und Labors auf der ganzen Welt arbeiten mit Unterstützung von Regierungen sowie öffentlichen und privaten Institutionen an der Entwicklung eines wirksamen Impfstoffs gegen COVID -19. Es wird geschätzt, dass der erste Impfstoff in etwa 18 Monaten, dh für die zweite Hälfte des Jahres 2020, fertig sein könnte.

Dank der internationalen Zusammenarbeit ist dieser Zeitrahmen viel kürzer als normalerweise für einen neuen Impfstoff erforderlich, für den bis zu 10 Jahre Forschung und Tests erforderlich sein können.

Betrifft es Schwangerschaft, Geburt und Neugeborene?

Studien in Wuhan, China, an schwangeren Frauen, die mit COVID-19 infiziert waren, ergaben keine Anzeichen einer Übertragung des Virus von Mutter zu Fötus während der Schwangerschaft. Dies impliziert, dass die Bildung des Fetus weder durch SARS-CoV-2 beeinflusst wird, noch besteht ein direktes Risiko, dass sich das Neugeborene über den Uterusweg mit der Infektion infiziert. Wenn es jedoch Todesfälle bei schwangeren Frauen gab, die vor der Ansteckung mit COVID-19 bereits Schwangerschaftskomplikationen wie Schwangerschaftsdiabetes oder Bluthochdruck entwickelt hatten.

Ansteckungsfälle wurden auch bei Säuglingen unter 1 Jahr registriert, bei denen in einigen Fällen schwere Symptome auftraten. Bei schwangeren Frauen mit leichten oder asymptomatischen Symptomen konnte die Entbindung normal durchgeführt werden, bei Patienten mit Atemwegserkrankungen mussten jedoch Kaiserschnitte durchgeführt werden, um Risiken für das Leben von Mutter und Kind zu vermeiden.

Werden infizierte Kinder psychomotorische und mentale Entwicklungsprobleme haben?

Bisher ist nicht bekannt, ob COVID-19 langfristige Konsequenzen für die intellektuelle und psychomotorische Entwicklung infizierter Kinder hat, obwohl zu diesem Thema mehrere Studien im Gange sind.

Es ist bekannt, dass COVID-19 einige neurologische Komplikationen aufweist, wie z. B. Geschmacks- und

Geruchsverlust, die sich normalerweise 2 bis 4 Wochen nach Ende der Infektion erholen. Bis zu 36% der Infizierten zeigen diesen Geschmacks- und Geruchsverlust oder eine andere neurologische Manifestation wie Schwindel und Kopfschmerzen. In schweren Fällen wurde über einen unfreiwilligen Verlust der Atemkontrolle berichtet.

Sind erholte Patienten immun gegen SARS-CoV-2?

Krankenhäuser in China und Südkorea, die sich auf dem Höhepunkt der Pandemie um Patienten mit COVID-19 kümmerten, berichteten über Fälle von Reinfektion bei entlassenen Patienten.

Derzeit laufen mehrere Studien, die darauf hinweisen, dass der menschliche Körper keine vollständige Immunität gegen COVID -19 entwickelt. Daher wurde den wiederhergestellten Patienten empfohlen, Hygienemaßnahmen zu befolgen und Infektionen vorzubeugen, insbesondere wenn sie Kontakt mit COVID -19 halten kranke Menschen in ihren Häusern.

Können erholte Patienten die Isolation beenden und Masken tragen?

Aufgrund der Möglichkeit, dass erholte Patienten erneut mit COVID -19 infiziert werden, hat die WHO empfohlen, dass die Entlassenen weiterhin vorbeugende Maßnahmen gegen Ansteckung ergreifen. Dies beinhaltet das Tragen von Masken und Handschuhen, wenn Sie nach draußen gehen und die empfohlene soziale Distanz zum Rest der Bevölkerung einhalten.

Darüber hinaus wurde festgestellt, dass einige Patienten mit milden Symptomen von COVID -19 bis zu 8 Tage nach Beendigung der Symptome weiterhin ansteckend waren. Aus diesem Grund wird genesenen Patienten empfohlen, die soziale Isolation und Vorsichtsmaßnahmen mindestens weitere 14 Tage aufrechtzuerhalten, insbesondere wenn sie sich ein Haus mit nicht infizierten Personen teilen.

Hinterlässt funktionelle Folgen oder Lungenfibrose bei genesenen Patienten.

Studien, die COVID -19 an der Lunge schwerer oder verstorbener Patienten durchgeführt hat, zeigen eine schwere Schädigung der Lungengefäße, Bronchien und Bronchiolen infolge der Krankheit. Die COVID -19 zerstört zuerst die Haarzellen des pulmonalen Epithels, verantwortlich für die Bakterien, Staub und tote Zellen der Lunge "fegen". Dies führt zu einer ernsthaften Ansammlung von Schleim und Flüssigkeit in ihnen.

In schweren und tödlichen Fällen wurde festgestellt, dass Patienten bis zu 70% ihrer Atmungskapazität aufgrund der Bildung von Plaques, die als "Mattglasopazität" bezeichnet werden, und aufgrund einer Entzündung des Lungenepithelgewebes verloren.

Es wurde auch festgestellt, dass die dauerhafte Schädigung des Lungengewebes umso größer ist, je länger die Lungenentzündung oder Lungenentzündung anhält.

109. Die Welt nach COVID -19

Unter allen in der Neuzeit festgestellten Pandemien ist die durch das SARS-CoV-2-Coronavirus verursachte Krankheit COVID -19 zweifellos diejenige, die die tiefgreifendsten und umfassendsten sozialen Strukturen auf dem Planeten gekennzeichnet hat. Der durch COVID -19 erreichte Infektionsgrad war berüchtigt. Im April 2020 hatte es bereits 2,4 Millionen Menschen in 225 Ländern und Territorien erreicht und 164.000 Todesfälle verursacht.

Die Reaktion von Regierungen und Bevölkerung auf die Pandemie führte zu einer tiefgreifenden Veränderung der Funktionsweise von Gesellschaft und Wirtschaft, von der mehr als 4,5 Milliarden Menschen betroffen waren. Zum ersten Mal seit der mittelalterlichen Schwarzpest ordneten ganze Länder die vollständige Quarantäne ihrer Großstädte, die Einstellung nicht wesentlicher kommerzieller oder industrieller Aktivitäten und die Anwendung strenger Hygienemaßnahmen für diejenigen an, die Lebensmittel, Lebensmittel oder Arbeit kaufen mussten.

Am bedauerlichsten war der massive Tod älterer Erwachsener in Ländern wie Italien und Spanien, viele von ihnen in Pflegeheimen, in denen sie hofften, ruhig das Ende ihres Lebens zu erreichen. Das medizinische Personal wurde von COVID -19 mit Tausenden von kranken oder toten Ärzten und Krankenschwestern weltweit in nur wenigen Monaten schwer geschlagen.

Die COVID-19- Pandemie wird jedoch auch langfristig positive Veränderungen für die Gesellschaft bewirken. Zum ersten Mal seit dem Zweiten Weltkrieg wurden die gesundheitlichen Mängel der Industrieländer aufgedeckt, die sich bis dahin rühmten, organisiert und in Bezug auf die Gesundheit effizient zu sein.

Dies wird eine eingehende Überprüfung ihrer Gesundheitssysteme sowie der Funktionsweise öffentlicher und privater Organisationen erzwingen, die die Forschung und Entwicklung von Heilmitteln gegen Krankheiten sicherstellen müssen.

Alle Länder sollten gleichermaßen Reaktionspläne für künftige Ereignisse dieser Größenordnung entwerfen, die Bereitstellung von Ausrüstung und Medikamenten in Krankenhäusern verbessern und das medizinische Personal schützen, die erste Front im Kampf um die Rettung von Menschenleben vor Krankheiten und Katastrophen. verursacht durch Mensch und Natur.

Zum ersten Mal wurde das Funktionieren unantastbarer Institutionen wie der Weltgesundheitsorganisation (WHO) und der Zentren für die Kontrolle von Krankheiten kritisiert und eine stärkere Demokratie bei der Entscheidungsfindung in ihnen gefordert. Eine weitere Änderung wird sich im Verhalten der Bevölkerung zeigen, die nun verstehen wird, wie wichtig es ist, die Hygienevorschriften einzuhalten, um die Übertragung von Krankheiten zu verhindern.

Die lange soziale Isolation in den großen Städten der Welt wird auch die Art und Weise der Interaktion zwischen Menschen verändern. Weit davon entfernt, zu den großen Menschenmengen zurückzukehren, die die städtischen Zentren geprägt haben, werden viele Menschen jetzt vorsichtiger sein, wenn sie das Risiko haben, krank zu werden. Dies wird dazu beitragen, die Inzidenz übertragbarer Krankheiten wie Influenza zu verringern, die jedes Jahr Tausende von Opfern auf der ganzen Welt fordern und über die derzeit niemand spricht.

Auch die Natur wird von dieser Situation profitieren. Durch die Schließung von Großstädten konnte innerhalb weniger Tage eine Verringerung der Luftverschmutzung festgestellt werden.

In Indien beispielsweise wurde die Luft in nur 15 Tagen Quarantäne so gereinigt, dass das Everest-Gebirge zum ersten Mal seit mehr als 60 Jahren aus Hunderten von Kilometern Entfernung sichtbar war. In Venedig, Italien, wurden zum ersten Mal seit Jahrzehnten wieder Fische gesehen, die im ruhigen Wasser ihrer Kanäle schwammen und frei von Sedimenten waren. Täglich wurden Delfine und Wale in der Nähe italienischer und französischer Häfen gesehen, während wilde Tiere wie Ziegen und

Wildschweine mit völliger Ruhe durch die Straßen englischer und spanischer Städte streiften. Diese Pause in der menschlichen Aktivität diente dazu, allen die Schönheit der Natur und die Bedeutung des Schutzes der Flora und Fauna, die wir noch haben, verständlich zu machen.

In jedem Fall ist das Wichtigste, dass das menschliche Leben mehr geschätzt wird, da diese Pandemie Tausende von Familien berührt hat, die unter der Krankheit und dem Tod ihrer Großeltern, Eltern, Kinder und Geschwister gelitten haben. In wenigen Monaten wird die ganze Welt diese Pandemie überwunden haben, und die auf wissenschaftlicher, sozialer und wirtschaftlicher Ebene gewonnenen Erkenntnisse werden es der Menschheit ermöglichen, sich darauf vorzubereiten, dass eine solche Situation nicht erneut auftritt oder ihre Auswirkungen verringert, wenn sie auftritt.

Abschließend bleibt zu sagen, dass diese Veröffentlichung keinen anderen Zweck hat, als als Leitfaden für den aktuellen Stand der COVID -19 Pandemie und das, was derzeit über diese Krankheit bekannt ist, zu dienen. Ohne Zweifel wird die Menschheit klüger aus dieser Situation hervorgehen und es bleibt nur zu hoffen, dass diese Lektion dazu dient, eine bessere Zukunft für alle aufzubauen.

Nachwort

Letzter Brief an meine Leser:
E sta ist ein Kampf, dass wir zusammen gewonnen.

Und so endet dieses Handbuch, das so gestaltet ist, dass wir alle das neue Coronavirus, seine Auswirkungen und seine Folgen besser verstehen können.

Da es sich um eine neue und aufkommende Situation handelt, ist es möglich, dass ein Großteil der in diesem Leitfaden enthaltenen Informationen später aktualisiert wird, je nach der Entwicklung der Pandemie und dem Fortschritt der Untersuchungen.

Die Dringlichkeit des Augenblicks und die Notwendigkeit, aktuelle Techniken zu verbreiten, um das Virus so schnell wie möglich zu verhindern und zu kontrollieren, machen die Veröffentlichung dieser Arbeit notwendig und unverzichtbar.

Bis ein Impfstoff gegen die Verfügung der COVID -19 die beste Art und Weise zu tun mit ihm ist durch die Zusammenarbeit, Pflege und gemeinsame Erfahrung. Je mehr wir über das neue Coronavirus wissen, desto einfacher wird es, es zu stoppen, und desto weniger Schaden wird es verursachen.

Dies ist eine Schlacht, die gerade erst beginnt. Es ist noch viel zu lernen, die COVID -19 und wir noch haben einen langen Weg, ihn zu schlagen zu gehen. Ich bin jedoch davon überzeugt, dass wir es tun werden, wie wir es schon so oft gegen noch tödlichere Krankheiten getan haben.

Diese Pandemie ist ein globales Problem, mit dem die gesamte Menschheit konfrontiert ist. Das Virus kennt keine Grenzen und bedroht uns alle gleichermaßen, ohne Unterschied von Nationalität, Rasse, Religion oder sozialer Position.

Wir leben in einem einzigartigen Moment der Unsicherheit, Panik, Angst und Furcht, der uns zwingt, uns neu zu erfinden. Was auch immer das Ergebnis dieser Geschichte sein mag, wir werden nicht mehr dasselbe sein.

Wie jede Krise ist es jedoch auch eine Chance. Eine Gelegenheit, besser zu werden. Individualismus beiseite legen und unterstützender sein. Nicht zu versuchen, uns allein und um jeden Preis zu retten und den anderen zu erreichen. Das "Ich" vergessen und sich an das "Wir" erinnern.

So sehr uns das Coronavirus zu Isolation und physischer Distanz zwingt, müssen wir heute mehr denn je vereint sein.

Möge dieser Moment uns helfen, unserer Familie und unseren Freunden näher zu kommen. Möge es uns helfen, die Kommunikation mit unseren Kindern zu stärken. Möge es uns lehren, wie wir unsere älteren Menschen schützen und lernen können, für die Gesundheit unseres Körpers und unseres Planeten zu sorgen.

In diesem Sinne hoffe ich, dass dieses Handbuch der Bevölkerung im Allgemeinen und dem Gesundheitspersonal im Besonderen wertvolle Informationen liefert und dazu dient, das Bewusstsein für die Bedeutung vorbeugender Maßnahmen zur Verhinderung seiner Übertragung zu schärfen.

Nach Ansicht dieses Autors ist es möglich, dass die Krise im Oktober dieses Jahres eine akzeptable Kontrolle erreicht, die eine Rückkehr zur Normalität bei Arbeit, Studenten und sozialen Aktivitäten im Allgemeinen ermöglicht. Obwohl je nach Perspektive und ohne spezifische Impfstoffe und Behandlungen die Menschen bis 2022 weiterhin krank werden.

Alles wird durch Erschöpfung anfälliger Fälle enden. Dieses Virus wird die Möglichkeiten der medizinischen Behandlung in allen Breiten überschreiten. Zweifellos ist und bleibt die Welt nach der Pandemie von COVID -19 eine andere.

Bevor ich zum Schluss komme, möchte ich meine Wertschätzung und Bewunderung allen Kollegen überlassen, die Tag für Tag ihr eigenes Leben riskieren, um das anderer zu retten.

Diese Helden, von denen viele anonym sind, unternehmen große Anstrengungen, um diese neue Bedrohung zu besiegen. Gemeinsam machen wir das Unmögliche möglich.

Ich hinterlasse dir eine Umarmung voller Hoffnung.

Doktor Mario Vega Carbó

Endokrinologe

Inhalt

Über den Autor..2
Band 1 5
Einführung in Band 1 6
Teil I. Abwehrkräfte, Atemwege und Viren 12
   1. Arten der Immunität. E EISPIELE............................13
   2. Humorale und zelluläre Immunität 15
   3. Aktive und passive Immunität..................................16
   4. Abwehr gegen biologische Arbeitsstoffe 17
   5. Anatomie der Atemwege..18
   6. Barrieren, Schleimhaut und Atemwegsepithel 19
   7. Akute Infektionen der Atemwege 21
   8. Die häufigsten Atemwegsviren.................................22
   9. On - bakterielle Infektionen 24
   10. Komplikationen der oberen und unteren Atemwege 26
Teil II. Virologie, Coronavirus und COVID -19.............28
   11. Arten und Merkmale von nicht-respiratorischen Viren
  29
   12. Grippe und Viren sind aggressiver für den
   Atmungsbaum 31
   13. Coronavirus: Typen, ihre Form und Struktur...........33
   14. Klassifikation von Coronaviren 35
   15. Von Tieren übertragene Coronaviren.......................36
   16. Widerstand in verschiedenen Umgebungen.............37
   17. Unterschiede zwischen COVID-19 und früheren
   Coronaviren..39
   18. Virulenz von SARS-CoV-2......................................39
   19. Immunity 19 I bis COVID -19 41
Teil III. Risiken und Übertragung zwischen Menschen.....43
   20 . Epidemiologische Merkmale...................................44
   21 . Die häufigsten Übertragungswege 46
   22 . Übertragung durch Lufttropfen 48
   23 . Übertragung durch indirekten Kontakt 50
   24 . Risiken für engere Kontakte....................................52

25. Medizinische Beobachtung der Kontakte für 14 Tage 53
26. Getriebekette abschneiden 54
27. Risikogruppen anfälliger für Ansteckung 56
Teil IV. Fälle, Klinik und mögliche Komplikationen 57
28. Subklinische Fälle 58
29. Verdächtige Fälle 59
30. Bestätigte Fälle 60
31. Häufigste Symptome der Krankheit 60
32. Klinische Anzeichen zu suchen 61
33. Wichtige Labortests s 62
34. Röntgen- und Brusttomographie 67
35. Leichte Komplikationen 69
36. Schwerwiegende Komplikationen 69
37. Andere Komplikationen 70
Teil V. Von der Gemeinschaft erworbene Lungenentzündung 72
38. Konzepte 73
39. Unterschied zur nosokomialen Pneumonie 73
40. Diagnosekriterien 75
41. Kausale pathogene Bakterien 76
42. Risikofaktoren und Prävention 78
43. Virale Lungenentzündung 79
44. Lungenentzündung durch COVID -19 80
45. Unterschiede zu anderen Lungenentzündungen 82
46. Akutes Atemnotsyndrom 82
47. Sepsis der Atemwege und septischer Schock 84
48. Zusätzliche Atemkomplikationen 86
49. Versagen mehrerer Organe 86
50. Medizinische Entlassung wegen Lungenentzündung 87
Teil VI. Hohes Sterblichkeitsrisiko 88
51. Ältere Menschen 89
52. Raucher 90
53. Alkoholismus 91
54. Asthma bronchiale 92

55. Herz-Kreislauf-Erkrankungen 94
56. Chronische Lungenerkrankung 95
57. Diabetes mellitus 96
58. Chronische Nierenerkrankung 97
59. Hypothyreose 98
60. Nebenniereninsuffizienz 99
61. Fettleibigkeit 101
62. HIV / AIDS 101
63. Bösartige Tumoren 102
64. Transplantiert 103
65. Steroidgebrauch 104
66. Immunsupprimiert 105
67. Geisteskrank und behindert 106
Teil VII. Globale und kommunale Epidemiologie 107
68. Epidemien in der Geschichte der Menschheit 108
69. Frühere Coronavirus-Epidemien 109
70. Beginn, Entwicklung und Ende der Pandemie 109
71. Möglichkeiten lokaler Endemiten 111
72. Lokale, nationale und internationale Maßnahmen 112
73. Quarantäne und soziale Isolation 114
74. Individueller Schutz für die Kranken 116
75. Individueller Schutz Ihrer Kontakte 117
76. Schutz des Gesundheitspersonals 118
77. Schutz des Versicherungspersonals 120
78. Erklärung zur Einstellung der Quarantäne 120
79. Erklärung zur Einstellung der Übertragung 121
80. Meldepflichtige Krankheit 122
Teil VIII. Prävention von Krankheiten 124
81. Überwachung auf beschwerdefreie Kontakte 125
82. Pflege des Patienten mit COVID-19 zu Hause 126
83. Überstellung von Verdächtigen oder Kranken 127
84. Komplizierter Krankenhausaufenthalt 128
85. Kurzzeit-Krankenhauszentren 128
86. Intensivpflege und assistierte Beatmung 130
87. Allgemeine und immunologische
Unterstützungsmaßnahmen 131

88 . Virostatika, Antibiotika und Steroide 132
89 . Aktuelle und zukünftige Impfstoffe 135
90 . Chronisch schlechte Kontrolle 136
91 . Vitamine und Ernährung 137
92 . Management von sozialem und individuellem Stress 138
93 . Natürliche und traditionelle Behandlungen 141
Teil IX. Individuelle und kollektive Vorsichtsmaßnahmen 143
94 . Wetterpflege 144
95 . Verwendung und die Art von M zu Mascaras 145
96. Wash Hände 147
97 . Alkohol und antibakteriell 148
98 . Lebensstil, Bewegung und psychische Gesundheit 150
99. Belüftung von Häusern und Räumen 152
100 . Pflege in Quarantäne 152
101 . Alten- und Behindertenheime 153
102 . Märkte und Supermärkte 154
103 . Restaurants und Speisesäle 155
104 . Kinos und Theater 156
105 . Aufzüge und Treppen 156
106. Öffentliche und private Verkehrsmittel 157
107. Flüge und Flughäfen 158
108. Häfen und Kreuzfahrten 159
109. Schulen und Universitäten 159
Teil X. Zusammenfassung der Fakten und klinischen Kontroversen 161
Band 2 181
Neues Coronavirus- Handbuch 182
Hintergrund und Zeitachse der Pandemie 183
Teil I. Abwehrkräfte, Atemwege und Viren 190
1. Arten der Immunität 192
2. Humorale und zelluläre Immunität 193
3. Aktive und passive Immunität 194
4. Abwehr gegen biologische Arbeitsstoffe 194

5. Anatomie der Atemwege..196
6. Barrieren, Schleimhaut und Atemwegsepithel..........197
7. Akute Infektionen und Infektionen der Atemwege..198
8. Die häufigsten Atemwegsviren...............................200
9. Bakterielle Superinfektionen...................................201
10. Komplikationen der oberen und unteren Atemwege 202
Teil II. Virologie, Coronavirus und COVID -19..............204
11. Arten und Merkmale von nicht-respiratorischen Viren 205
12. Grippe und Viren sind aggressiver für den Atmungsbaum 206
13. Coronavirus: Typen, ihre Form und Struktur.........207
14. Klassifikation von Coronaviren 208
15. Von Tieren übertragene Coronaviren.....................210
16. Widerstand in verschiedenen Umgebungen...........211
17. Unterschiede zwischen COVID-19 und früheren Coronaviren...212
18. Virulenz von 1 bis COVID -19 213
19. Immunity 19 1 bis COVID -19 215
Teil III. Risiko und Übertragung zwischen Menschen 217
20. Epidemiologische Merkmale..................................219
21. Häufigste Übertragungswege.................................221
22. Übertragung durch Lufttropfen 222
23. Übertragung durch direkten Kontakt......................223
24. Risiken für engere Kontakte...................................223
25. Medizinische Beobachtung der Kontakte für 14 Tage 225
26. Getriebekette abschneiden.....................................225
27. Ansteckungsgefährdete Risikogruppen..................227
Teil IV. Fälle, Klinik und mögliche Komplikationen 229
28. Subklinische Fälle 230
29. Verdächtige Fälle 231
30. Bestätigte Fälle...231
31. Häufigste Symptome der Krankheit.......................233
32. Klinische Anzeichen zu suchen..............................235

33. Wichtige Labortests...............................235
34. Röntgen- und Brusttomographie 237
35. Leichte Komplikationen 238
36. Schwerwiegende Komplikationen...........240
37. Andere Komplikationen 241
Teil V. Von der Gemeinschaft erworbene
Lungenentzündung 243
38. Konzepte...245
39. Unterschied zur nosokomialen Pneumonie ...246
40. Diagnosekriterien 247
41. Kausale pathogene Bakterien 248
42. Risikofaktoren und Prävention................249
43. Virale Lungenentzündung 251
44. Lungenentzündung durch COVID-19 253
45. Unterschiede zu anderen Lungenentzündungen.....254
46. Schweres akutes respiratorisches Syndrom...........255
47. Sepsis der Atemwege und septischer Schock 255
48. Zusätzliche Atemkomplikationen 257
49. Versagen mehrerer Organe.....................257
50. Medizinische Entlassung wegen Lungenentzündung
....258
Teil VI. Hohes Sterblichkeitsrisiko................260
51. Herz-Kreislauf-Erkrankungen.................261
52. Ältere Menschen 262
53. Raucher...263
54. Alkoholismus 265
55. Asthma bronchiale..................................266
56. Chronische Lungenerkrankung 266
57. Diabetes mellitus....................................268
58. Fettleibigkeit..269
59. Hypothyreose 270
60. Nebenniereninsuffizienz.........................272
61. Chronische Nierenerkrankung................273
62. HIV / AIDS 275
63. Transplantiert 276
64. Verwendung von Steroiden....................277

65. Immunsupprimiert 278
66. Geisteskrank und behindert 279
Teil VII. Globale und kommunale Epidemiologie 281
67. Epidemien in der Geschichte der Menschheit 282
68. Frühere Coronavirus-Epidemien 285
69. Beginn, Entwicklung und Ende der Pandemie 287
70. Möglichkeiten lokaler Endemiten 288
71. Lokale, nationale und internationale Maßnahmen . 289
72. Quarantäne und soziale Isolation 291
73. Individueller Schutz für die Kranken 293
74. Individueller Schutz Ihrer Kontakte 295
75. Schutz des Gesundheitspersonals 296
76. Schutz des Versicherungspersonals 298
77. Erklärung zur Einstellung der Quarantäne 299
78. Erklärung zur Einstellung der Übertragung 301
79. Meldepflichtige Krankheit 301
Teil VIII. Prävention von Krankheiten 302
80. Überwachung auf beschwerdefreie Kontakte 303
81. Betreuung des Patienten mit COVID -19 zu Hause
.... 305
82. Überstellung von Verdächtigen oder Patienten 307
83. Komplizierter Krankenhausaufenthalt 308
84. Konjunktivale Krankenhausaufenthalte 310
85. Intensivpflege und assistierte Beatmung 311
86. Allgemeine und immunologische
Unterstützungsmaßnahmen 312
87. Virostatika, Antibiotika und Steroide 313
88. Aktuelle und zukünftige Impfstoffe 314
89. Kontrolle chronischer Patienten 316
90. Vitamine und Ernährung 317
91. Umgang mit sozialem und individuellem Stress 319
92. Natürliche und traditionelle Behandlungen 321
Teil IX. Individuelle und kollektive Vorsichtsmaßnahmen
.... 324
93. Wetterpflege 325
94. Verwendung und Art der Masken 326

95. Handwäsche 328
96. Alkohol und antibakteriell................................329
97. Lebensstil, Bewegung und psychische Gesundheit 330
98. Belüftung von Häusern und Räumen 332
99. Alten- und Behindertenheime 333
100. Märkte und Supermärkte....................................335
101. Restaurants und Speisesäle................................336
102. Kinos und Theater 337
103. Aufzüge und Treppen...338
104. Öffentliche und private Verkehrsmittel................339
105. Flüge und Flughäfen..340
106. Häfen und Kreuzfahrten 342
107. Schulen und Universitäten 343
Teil X. Zusammenfassung der Fakten und klinischen Kontroversen 346
108. Erläuterungen zu COVID -19 347
109. Die Welt nach COVID -19.................................375
Nachwort 379
Inhalt...383
Über den Autor 395
Andere Bücher...395
Online-Präsenz: 396
Synopsis 397

Referenzen bibliographische

1. "Lungenentzündungsfälle in Chinas Wuhan könnten auf eine neue Art von Virus zurückzuführen sein: WHO". *YouTube*. Abgerufen am 29. März 2020.
2. "Neuartiges Coronavirus - Thailand (ex-China)". *WER*. 14. Januar 2020. Abgerufen am 29. März 2020.
3. "Allgemeiner Immunologiekurs". *Universität von Granada*. Abteilung für Mikrobiologie. Abgerufen am 30. März 2020.
4. "Immunsystem: Zelluläre Immunität und humorale Immunität". *Mein Immunsystem*. Abgerufen am 29. März 2020.
5. "Immunität gegen Infektionserreger". Seite 99.J. Chabalgoity, M. Pereira, A. Rial (2008).
6. "Wichtige Merkmale und Lehren aus dem Ausbruch der Coronavirus-Krankheit 2019 (COVID-19) in China". *Femeba-Stiftung*. Zusammenfassung des CDC-Berichts der Volksrepublik China zu 72.314 Fällen. Abgerufen am 1. April 2020.
7. "Übertragungsmodi von Viren, die COVID-19 verursachen: Auswirkungen auf die IPC-Vorsichtsempfehlungen". *WorldHealthOrganization*. Studie veröffentlicht am 27. März 2020. Abgerufen am 2. April 2020.
8. "Schwere Ergebnisse bei Patienten mit Coronavirus-Krankheit 2019 (COVID-19)". *CDC*. März 2020. Abgerufen am 28. März 2020.
9. "Klinische Beweise unterstützen keine Corticosteroid-Behandlung für 2019-nCoV-Lungenverletzungen". *Die Lancet*. Russell CD, Millar JE, Baillie JK. 7. Februar 2020.

10. "COVID-19 Behandlung für Sie und das Haus". *Mayo-Klinik*. Abgerufen am 10. April 2020.

11. "Unspezifischer (heterologer) Schutz der BCG-Impfung bei Neugeborenen gegen Krankenhausaufenthalte aufgrund von Atemwegsinfektionen und Sepsis". Maria José de Castro, Jacobo Pardo-Seco und Federico Martinón-Torres. *US National Library oder Medizin*. Veröffentlicht am 1. Juni 2015.

12. "Lungenentzündungsfälle in Chinas Wuhan könnten auf eine neue Art von Virus zurückzuführen sein: WHO". *YouTube*. Abgerufen am 29. März 2020.

13. "Neuartiges Coronavirus - Thailand (ex-China)". *WER*. 14. Januar 2020. Abgerufen am 29. März 2020.

14. "Allgemeiner Immunologiekurs". *Universität von Granada*. Abteilung für Mikrobiologie. Abgerufen am 30. März 2020.

15. "Immunsystem: Zelluläre Immunität und humorale Immunität". *Mein Immunsystem*. Abgerufen am 29. März 2020.

16. "Immunität gegen Infektionserreger". Seite 99.J. Chabalgoity, M. Pereira, A. Rial (2008).

17. "Merkmale und wichtige Lehren aus dem Ausbruch der Coronavirus-Krankheit 2019 (COVID-19) in China". *Femeba-Stiftung*. Zusammenfassung des CDC-Berichts der Volksrepublik China zu 72.314 Fällen. Abgerufen am 1. April 2020.

18. "Übertragungsmodi von Viren, die COVID-19 verursachen: Auswirkungen auf die IPC-Vorsichtsempfehlungen". *WorldHealthOrganization*. Studie veröffentlicht am 27. März 2020. Abgerufen am 2. April 2020.

19. "Schwere Ergebnisse bei Patienten mit Coronavirus-Krankheit 2019 (COVID-19)". *CDC*. März 2020. Abgerufen am 28. März 2020.

20. "Klinische Beweise unterstützen keine Corticosteroid-Behandlung für 2019-nCoV-Lungenverletzungen". *Das Lancet*. Russell CD, Millar JE, Baillie JK. 7. Februar 2020.

21. "COVID-19 Behandlung für Sie und das Haus". *Mayo-Klinik*. Abgerufen am 10. April 2020.

22. "Unspezifischer (heterologer) Schutz der BCG-Impfung bei Neugeborenen gegen Krankenhausaufenthalte aufgrund von Atemwegsinfektionen und Sepsis". Maria José de Castro, Jacobo Pardo-Seco und Federico Martinón-Torres. *US National Library oder Medizin*. Veröffentlicht am 1. Juni 2015.

Copyright © 2021 Mario Vega Carbó

Alle Rechte vorbehalten.

Über den Autor

- Der kubanische Arzt schloss 1994 sein Studium ab.
- Facharzt für Endokrinologie und Familienmedizin.
- Master in Langlebigkeit und Ultraschall.
- Professor für Medizinische Pathophysiologie.
- Liebhaber des Guten, der Familie und der Natur.

Andere Bücher

1. Eine Wette auf natürliche Endokrinologie.
2. Ich beantworte 1.500 Fragen zu: Hormonen, Stoffwechsel und Ernährung.
3. Wo Hormon herrscht ... Fiktion basierend auf klinischen Fällen.
4. SOS Hormonelle Toxine.
5. Enthüllung von Mythen: Stoffwechsel, Endokrinologie und Reproduktion.
6. Hormone, Drüsen und endokrine Erkrankungen. Seine Geschichte.
7. Kaffee, Tabak und Alkohol: Stoffwechsel- und Hormonstörungen.
8. Endokrine Warnungen.
9. Neues Coronavirus Handbuch.

Online-Präsenz:

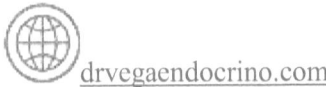 drvegaendocrino.com

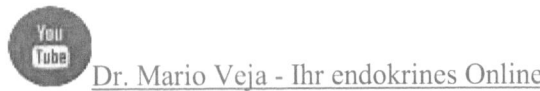 Dr. Mario Veja - Ihr endokrines Online

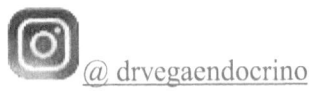 @ drvegaendocrino

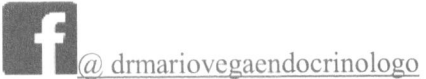 @ drmariovegaendocrinologo

Synopsis

Wir leben in einer Zeit, die in der Geschichte geprägt sein wird. Bis vor einigen Monaten hatte kaum jemand von dem neuen Coronavirus gehört, und heute stürzten seine Auswirkungen die Welt in eine beispiellose globale und soziale Krise.

Da es bisher keine konkrete Heilung gibt, ist der beste Weg, damit umzugehen, Wissen, Forschung und die Verbreitung bewährter Techniken, um sie zu kontrollieren und zu verhindern.

In diesem Rahmen präsentiert Dr. Mario Vega Carbó ein neues Buch, in dem er die Welt der Viruserkrankungen vollständig erforscht.

Darin analysiert er die Geschichte und Eigenschaften des neuen Coronavirus, die Art seiner Übertragung, seine häufigsten Symptome und die Komplikationen, die es im menschlichen Körper verursacht.

Es befasst sich auch mit den Gruppen mit dem höchsten Risiko, den zu ergreifenden Präventions- und Schutzmaßnahmen und den verfügbaren Behandlungsarten.

Aufgrund der Zeit ist es ein unverzichtbares Lesehandbuch für alle.

www.ingramcontent.com/pod-product-compliance
Lightning Source LLC
Chambersburg PA
CBHW031604210526
45464CB00004B/1430